AF904010

FELIX NEUREUTHER

GESUNDE ERDE.
GESUNDE KINDER.

FELIX NEUREUTHER

MIT DR. FLORIAN KREUZPOINTNER
UND SIMON BIALLOWONS

GESUNDE ERDE. GESUNDE KINDER.

Nur so überleben wir

HERDER

FREIBURG · BASEL · WIEN

MIX
Papier | Fördert gute Waldnutzung
FSC® C084698
FSC
www.fsc.org

© Verlag Herder GmbH, Freiburg im Breisgau 2025
Hermann-Herder-Straße 4, 79104 Freiburg

Alle Rechte vorbehalten
www.herder.de

Bei Fragen zur Produktsicherheit wenden Sie sich an
produktsicherheit@herder.de

Idee: Felix Neureuther, Robert Lübenoff, Dr. Florian Kreuzpointner
Konzeption: Dr. Florian Kreuzpointner, Stefanie Oetterich

Umschlaggestaltung: zero-media.net, München
Umschlagmotiv: Peter Neusser, München
Satz: Gestaltungssaal, Sabine Hanel, Rohrdorf
Herstellung: PNB Print Ltd

Printed in Latvia

ISBN Print 978-3-451-71901-1
ISBN E-Book (EPUB) 978-3-451-83981-8

Inhalt

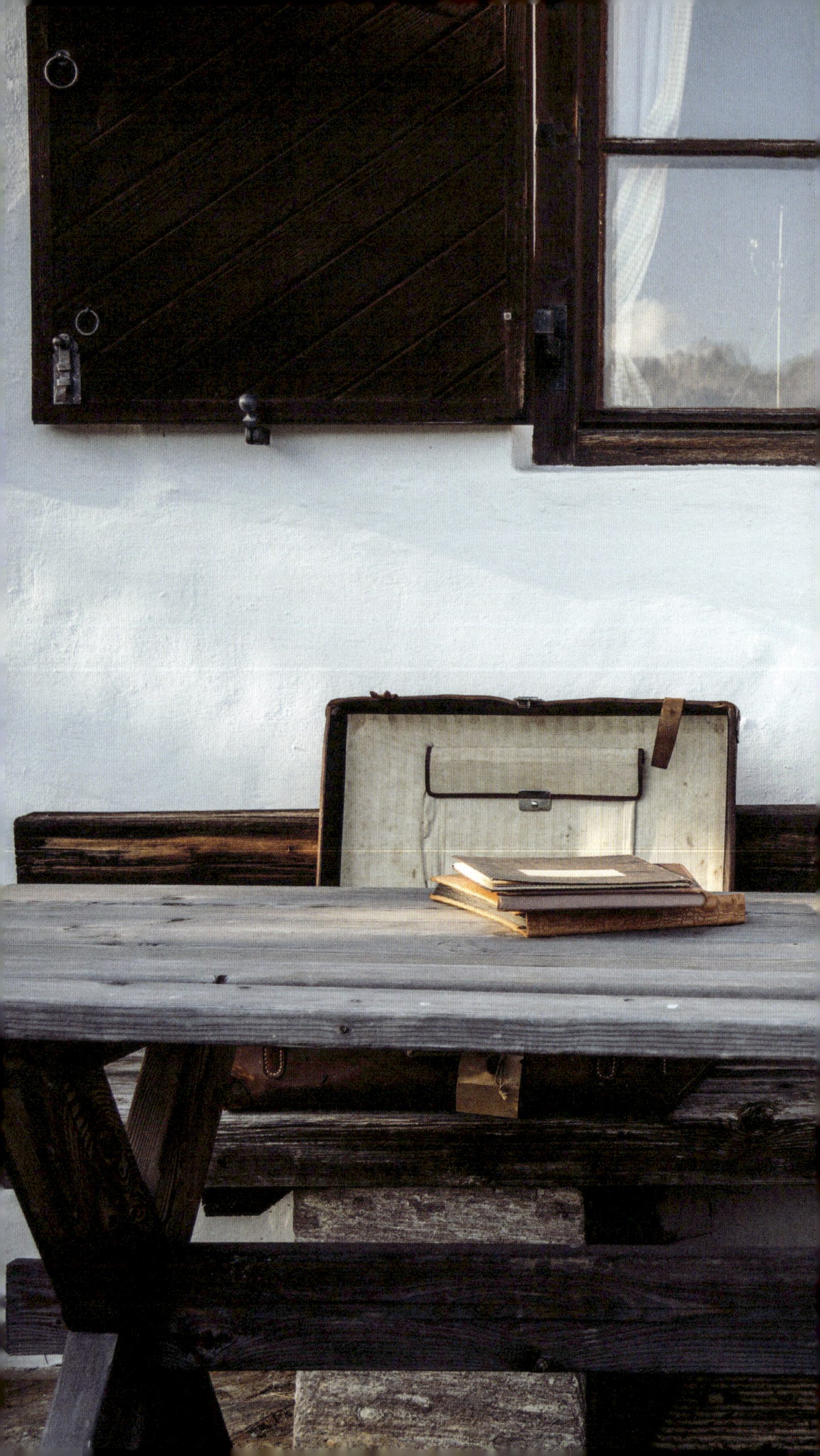

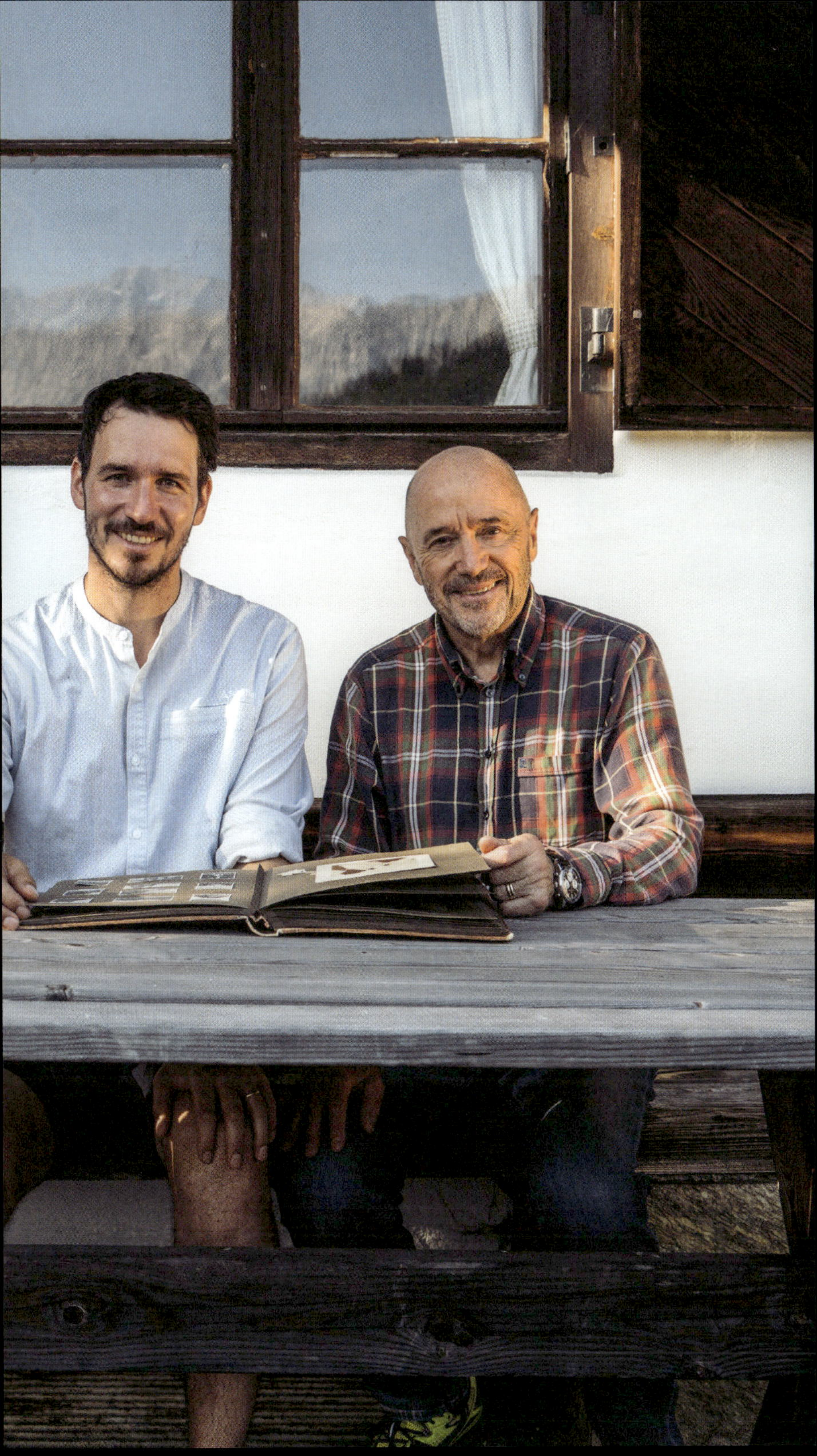

Vorwort

Liebe Leserinnen und Leser,

natürlich war der Tod von Rosi der einschneidendste Schicksalsschlag in meinem Leben. Wenn du abends heimkommst, niemanden zum Erzählen mehr hast, Erlebnisse und Freude nicht mehr teilen kannst, wenn das „Auf geht's“ zum abendlichen „Auslaufen“ fehlt, dann sind das Momente, die besonders wehtun. Aber wenn meine Enkelkinder mit ausgestreckten Armen auf mich zukommen und rufen: „Opa, das Abendessen ist fertig“, dann ist das ein pures Glücksgefühl. Das Leben geht weiter, und in den Kindern und Enkeln lebt auch Rosi weiter. Genau so wollte es die Rosi.

Aufgeben kommt für uns Neureuthers nicht infrage. Nach dem Krieg bin ich in einem Berghaus aufgewachsen, und später als Sportler wurde mir Disziplin eingeimpft. Ich habe gelernt, dass man sich nie hängen lassen darf. Die Dankbarkeit für das gemeinsam Erlebte prägt meine Gedanken, in schwierigeren Momenten besinne ich mich darauf, genau das hat sich Rosi gewünscht. Ich weiß aber auch, dass nicht jeder so wie ich das Glück hat, eine Familie um sich zu haben, die einen auffängt. Die Familie ist das Wichtigste!

Dass es mir heute so geht wie einstmals dem Opa Mittermaier, der noch mit über 80 mit seinen Enkelkindern Felix und Ameli zum Skifahren gehen konnte. Das ist bis heute unvergesslich. Jetzt darf ich mit meinen Enkeln das Gleiche erleben. Was für ein Glück.

Es gibt bei allen Sporterfahrungen nichts Schöneres, als bei Sonne oben auf einem Berg zu stehen, unter sich ein unverspurter Pulverschneehang, und in den hineinzutauchen. Und wenn man dann unten abschwingt und zurückblickt, dann sieht man die Spuren, die man im Schnee hinterlassen hat. Auch im Leben gibt es Kraft, wenn man freudig auf das zurückblicken kann, was man so alles erlebt oder auch geschaffen hat.

Natürlich bin ich total glücklich und in Demut dankbar, was aus unseren Kindern geworden ist. Ameli ist eine tolle Künstlerin und meistert ihr Leben als alleinerziehende Mutter bewundernswert. Und der Felix? Der hat mit seiner Miri sein Glück gefunden – und mit inzwischen vier Kindern sich und der Miri eine neue Lebensaufgabe gegeben, die kaum herausfordernder sein kann. Gerade in diesen Zeiten.

Dem Felix waren Kindern schon immer wichtig. Und nicht nur die eigenen. Schon während seiner aktiven Laufbahn als Skirennläufer hat der Felix Ski-Camps für Kids veranstaltet und finanziert und Bewegungs- und Sportprogramme für Kinder gefördert und umgesetzt. Zuletzt hat er seine Stiftung, die Felix Neureuther Stiftung, gegründet – und sein Programm „Beweg dich schlau!“ macht den Kids nicht nur Spaß, sondern fordert und fördert Geist und Körper gleichzeitig. Neudeutsch heißt das übrigens Neuroathletik und wird von fast jedem Spitzensportler gemacht.

Deswegen ist es nur konsequent, dass Felix weiterdenkt. Was nützt es, wenn wir Kinder unterstützen, gesund und fit zu sein, wenn sie auf einer kranken Erde leben müssen. Kindergesundheit und planetare Gesundheit muss man zusammendenken. Deshalb hat Felix mit seinen Mitstreitern die Initiative *Gesunde Erde. Gesunde Kinder.* ins Leben gerufen und dieses Buch zusammen mit Dr. Florian Kreuzpointner und anderen herausragenden Experten geschrieben.

Kinder zu motivieren und zu befähigen, mit der eigenen Gesundheit und der Gesundheit unserer Erde ressourcenschonend umzugehen – das ist das Ziel dieser Initiative. Und wir alle, Opa, Oma, Vater, Mutter, Tante und Onkel, wir alle haben die Pflicht und Verantwortung, unsere Kinder auf diesem Weg zu unterstützen.

Auf geht's, pack mas gemeinsam an – nur so überleben wir!

Euer Christian

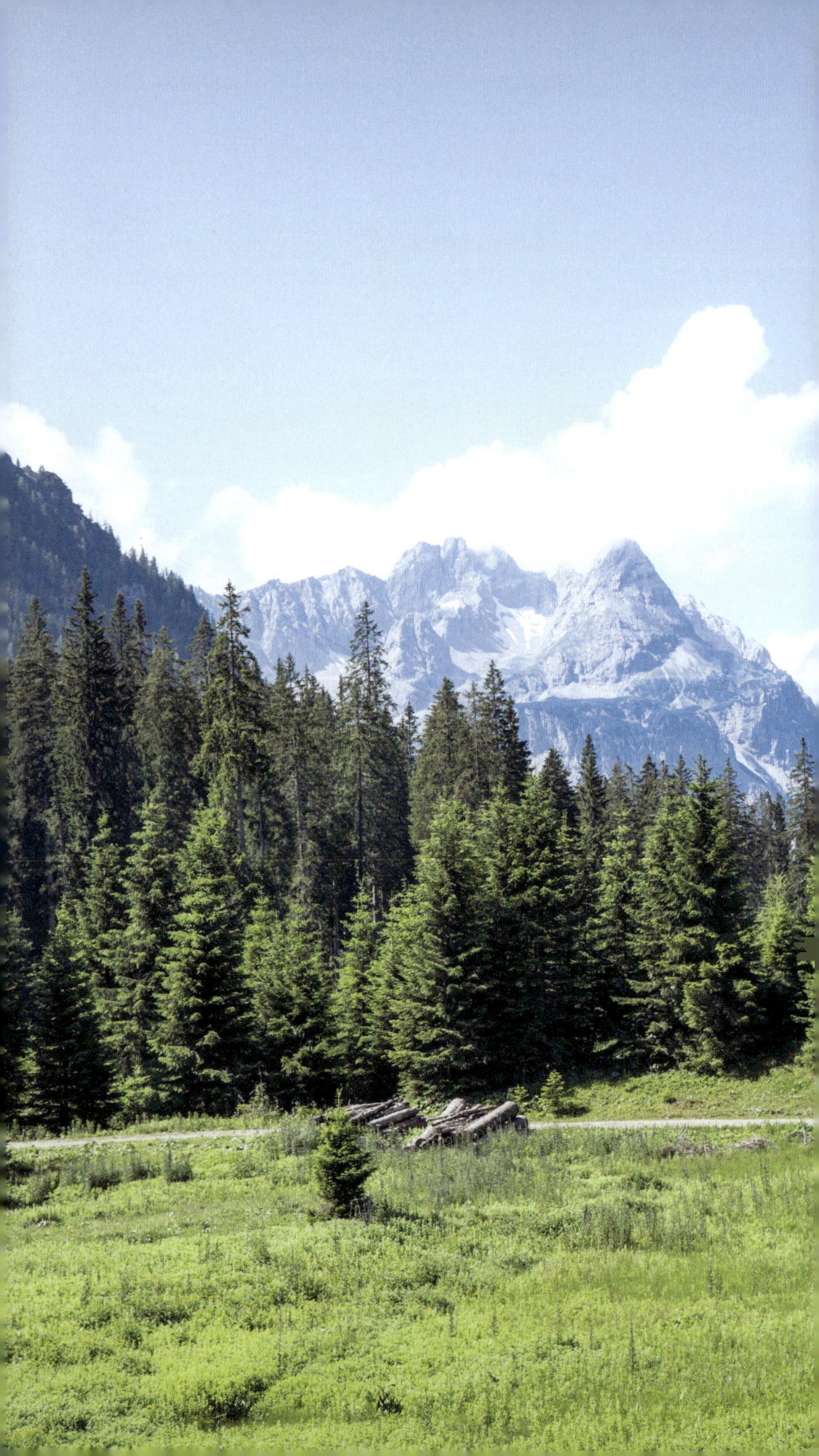

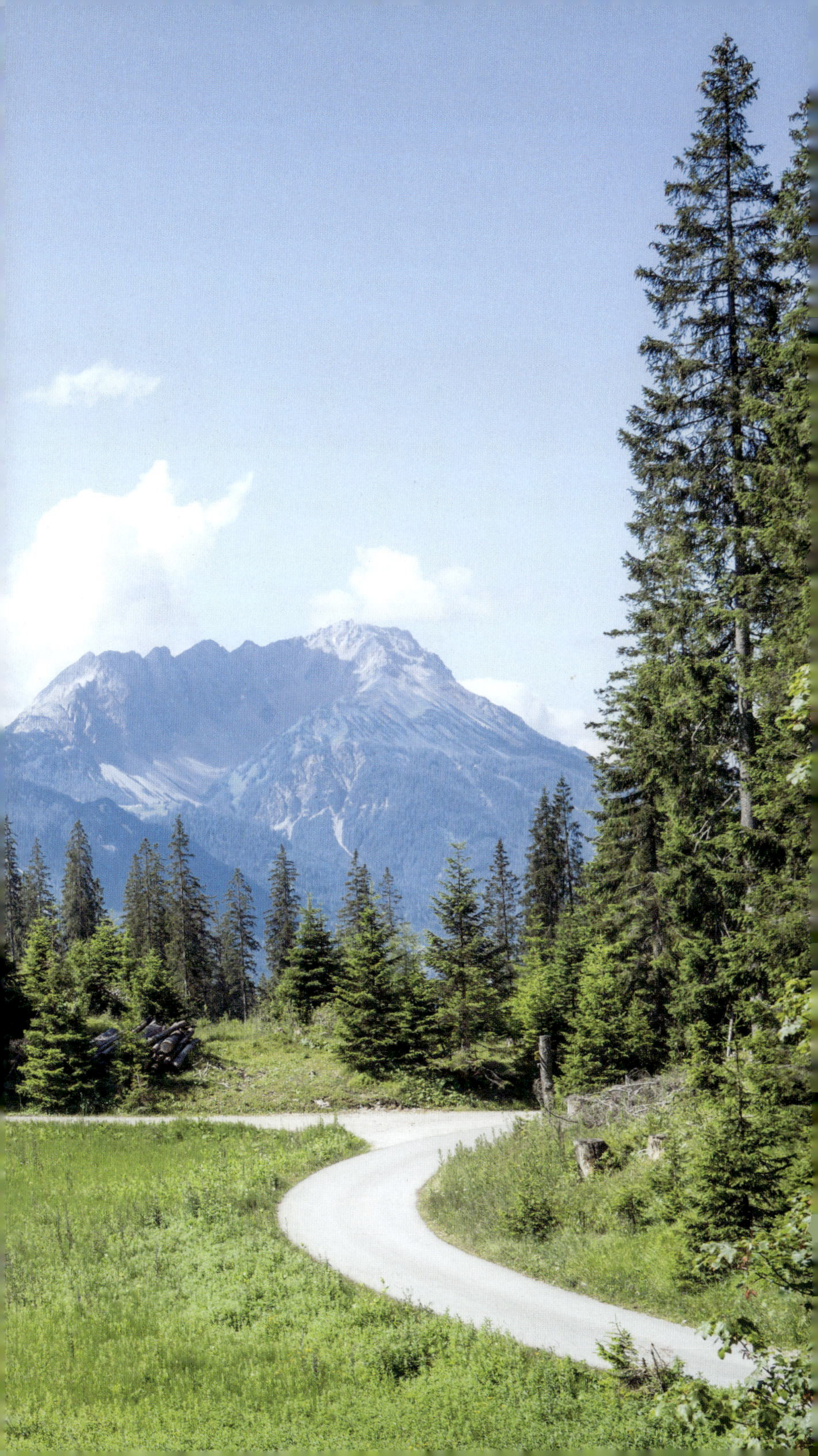

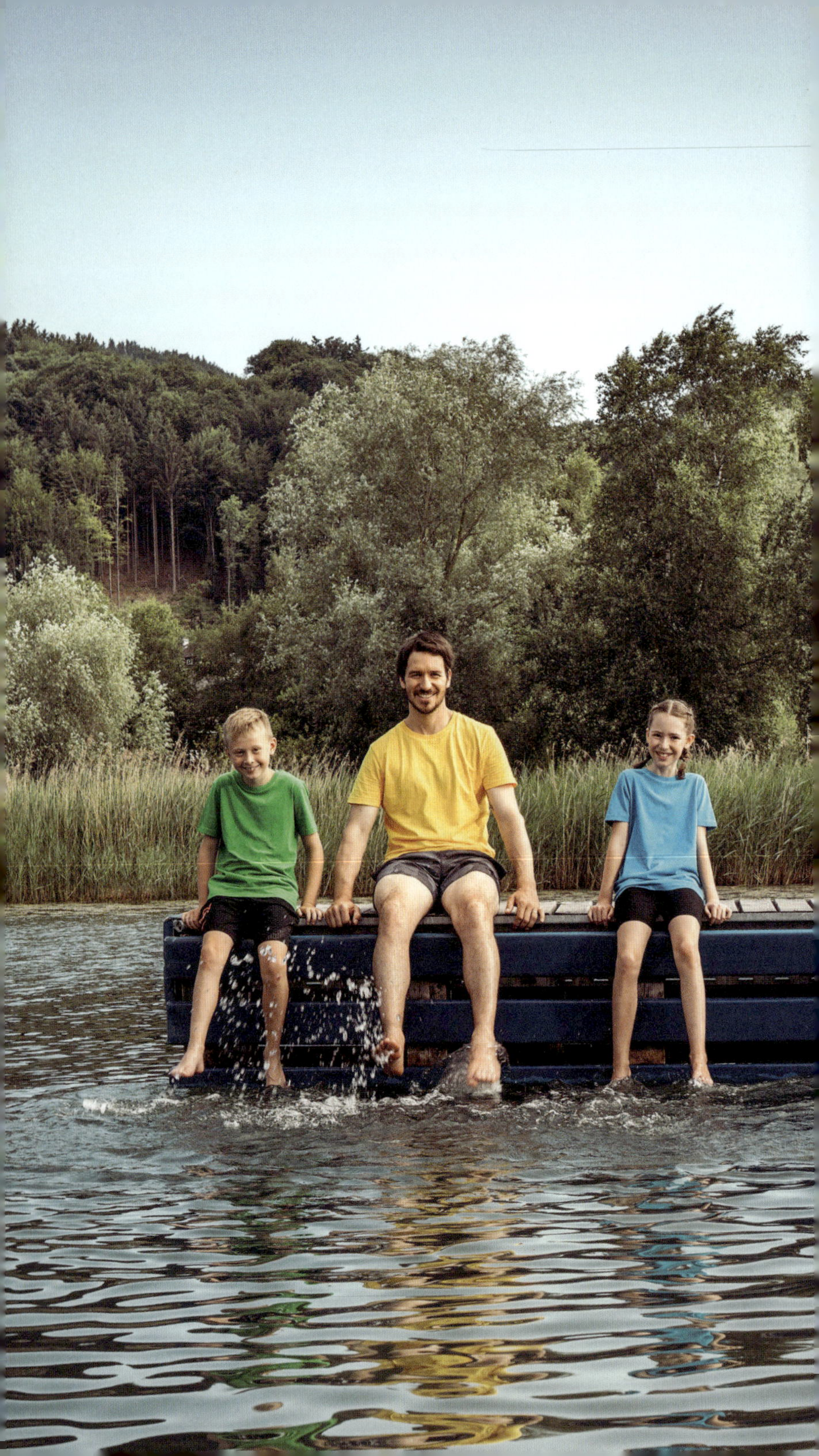

1. KAPITEL
MEINE ÜBERLEBENS-STRATEGIE FÜR UNSERE KINDER
Mein Herzensanliegen

Wusstest du, dass global 88 Prozent der klimabedingten Krankheitslast Kinder unter fünf Jahren betrifft und gar 99 Prozent (!!!) aller Kinder von mindestens einer Klimafolge betroffen sind? Ich weiß nicht, wie es dir dabei geht. Ich bin Vater von vier Kindern und muss sagen, ich bin schockiert. In Deutschland haben wir oft das Gefühl, dass uns der Klimawandel nicht betrifft. Es gibt „mal" Katastrophen wie 2021 im Ahrtal. Bei dem Hochwasser starben 135 Personen. Das ist eine Katastrophe und passiert nicht „mal", sondern wird sich noch in ähnlichen oder noch größeren Ausmaßen wiederholen. Wenn ich mir die genannten Klimafolgen anschaue, dann gibt es neben dem Hochwasser, von dem sicherlich jeder Deutsche schon gehört hat, auch Folgen, die uns direkt betreffen, aber die man vielleicht nicht unbedingt auf dem Schirm hat. Es geht dabei um die Luftqualität. Und das betrifft uns alle in Deutschland und in der Welt. Und es betrifft vor allem unsere Kinder!

Neben der planetaren Gesundheit haben wir aber auch das Thema der Kindergesundheit. Die aktuellen Entwicklungen stimmen mich leider auch nicht positiv. Im Gegenteil, sie machen mir Angst. Wir sitzen zu viel, wir hängen nur noch am Handy rum, wir sind kaum noch in der Natur und wir essen zu wenig Obst und Gemüse. Dieser Lebensstil macht uns dick, träge und krank. Und das betrifft bereits unsere Kinder. Nur etwa ein Viertel der Kinder und Jugendlichen erreicht das empfohlene Aktivitätslevel der WHO, über 15 Prozent sind übergewichtig und adipös, und rund ein Fünftel der Kinder und Jugendlichen sind psychisch auffällig.

So kann es nicht weitergehen. Wir müssen JETZT etwas für unsere Gesundheit tun! Nur so überleben wir.

Sorry, dass der Einstieg etwas hart war. Doch ich glaube, wir müssen uns mit aller Deutlichkeit vor Augen führen, wie der Zustand von unserer Erde und uns Menschen ist. Natürlich ist in der öffentlichen Debatte, aber auch in unseren persönlichen Gesprächen viel und ausführlich die Rede vom Klimawandel, der Biodiversität oder der Verschmutzung der Meere. Und ich finde es berührend und beeindruckend, wie viele, vor allem junge Menschen, sich in den letzten Jahren für unseren Planeten engagiert haben. Wie viele Stunden, Tage und Wochen sie investiert haben, um uns als Gesellschaft aufzurütteln und um konkrete Maßnahmen in die Wege zu leiten. Das kann man ihnen gar nicht hoch genug anrechnen. Und auch wenn manche dabei über das Ziel hinausgeschossen sind – ich bin froh, dass es Generationen gibt, die das Kostbarste einbringen, was sie haben: ihre Zeit und damit ihr Leben.

Es gibt also das Bewusstsein, dass unsere Erde krank ist. Aber wie krank genau, das ist die entscheidende Frage. Ich würde sagen: Für den Patienten Erde ist es bei weitem noch nicht zu spät, aber wir müssen jetzt aufwachen und anpacken, wir müssen jetzt beginnen, etwas für unsere Erde zu tun. Von alleine wird und bleibt sie nicht gesund. Darum geht es mir in diesem Buch zuallererst: um eine Bewusstseinsänderung, ich werde darauf später noch ein paar Mal zurückkommen.

Dabei will ich aber nicht mit einem erhobenen moralischen Zeigefinger herumlaufen und nur „ihr müsst" und „ihr sollt" rufen. Ich bin Papa von vier Kindern und weiß ziemlich genau: Das bringt eh nichts. Stattdessen würde ich gerne mit dir, liebe Leserin und lieber Leser, meine eigenen Erfahrungen teilen, die für mich mit Blick auf die Gesundheit unserer Erde, auf unsere Gesundheit und vor allem mit Blick auf die Gesundheit unserer Kinder prägend sind. Ich glaube und habe es immer wieder selbst erlebt, dass wir von den Erfahrungen anderer oft mindestens so viel lernen können wie von unseren eigenen. Deshalb freue ich mich und bin jedes Mal wieder dankbar, wenn ich auf meinen Reisen Menschen treffe, die mir von ihren Erfahrungen und von ihrem Leben erzählen.

Ich bin als Kind in einem bestimmten Umfeld aufgewachsen, in Garmisch-Partenkirchen in der Bergidylle, zusammen mit meinen Eltern, die beide Sportstars waren und uns die Natur zur Heimat gemacht haben. Ich war selbst Sportler, bin mit dem Skizirkus durch die ganze Welt getourt und gleichzeitig immer hier in Garmisch heimisch geblieben. Ich habe meine Frau Miri kennengelernt, auch sie eine Wintersportlerin und aus Garmisch-Partenkirchen, ihre Mutter allerdings stammt aus Norwegen. Der Kontakt mit Skandinavien, den Menschen und der Natur und nicht zuletzt auch mit der skandinavischen Pädagogik haben mir mega viel beigebracht. Auch davon werde ich in diesem Buch erzählen, weil wir in Deutschland und überall auf der Welt uns einiges davon abschauen können. Ich habe also diesen biografischen Background und treffe natürlich bei meinen Reisen – früher als Sportler und heute in meinen verschiedenen Funktionen – immer wieder auf Menschen, die komplett anders aufgewachsen sind und auch ganz anders leben. Von ihnen zu lernen, bereichert mich total. Zugleich, und das fasziniert mich sehr, sehe ich, dass viele der Probleme und Sorgen, die uns belasten, sich ähneln, aber auch die Lösungen und Träume, die wir haben. Eines ist auf jeden Fall immer gleich: Wir sind gemeinsam auf dieser Erde – und können deshalb gemeinsam für eine gesunde Erde sorgen. Auch als begeisterter Skifahrer. Gemeinsam, aber auch jede und jeder für sich.

Das ist mir nämlich auch noch wichtig: Ich halte es für entscheidend, dass wir als Einzelne unser Bewusstsein ändern, aber auch als Gesellschaft insgesamt. Doch immer wieder erlebe ich, dass gerade das Warten auf Letzteres bestimmte Gefahren birgt, weil eine Änderung des kollektiven Mindsets etwas dauert. Deshalb will ich in diesem Buch mit der Hilfe von Expertinnen und Experten aus verschiedenen Wissenschaftsbereichen ganz konkrete Erkenntnisse und Lösungsvorschläge mit euch teilen, die wir alle in unseren Alltag einbauen können. Das scheint auf den ersten Blick vielleicht nichts Bahnbrechendes zu sein, aber auch eine Lawine fängt mit einem ersten Stein oder Schneeball an und wird zu einer gewaltigen Macht. Ich lade dich und euch deshalb ein, konkrete Schritte auszuprobieren, um unserem Ziel einer gesunden Erde näher zu kommen. Für uns und für unsere Kinder.

Und noch ein letztes Anliegen: Eine kranke Erde macht alle krank, das ist klar. Doch Kinder, das werden wir später sehen, leiden unter den schädlichen Umwelteinflüssen ganz besonders.

Sie leiden physisch, aber eben auch psychisch. Wenn wir also die Erde schützen, schützen wir auch unsere Kinder. Was wir für die Natur tun, tun wir auch für unsere Kinder, ja mehr noch: Das tun wir für unsere Kinder und deren Kinder und wieder deren Kinder und so weiter. Der Kampf gegen die Klimakatastrophe und für unser Erde ist im wahrsten Sinne des Wortes ein Generationenkampf. Aber kein Kampf zwischen den Generationen, sondern für die Generationen, auch und gerade für die, die erst noch kommen werden. Die Gesundheit der Erde kennt keinen Jahresstichtag. Und am Ende gilt der Leitsatz: Gesunde Kinder kann es nur auf einer gesunden Erde geben.

Wir brauchen ein neues Bewusstsein

Ihr habt es bestimmt schon gemerkt: Mich beschäftigen diese Themen zutiefst. Allein schon deswegen, weil ich in und mit der Natur aufgewachsen bin. Ich werde euch noch davon erzählen und auch davon, was das für mich und für unsere ganze Familie bedeutet. Dabei geht es um mehr als nur ein romantisches Schwärmen von Bergglühen oder Sonnenuntergängen, um viel, viel mehr. Und mein Gefühl, was die Natur für uns Menschen bedeutet, hat sich mit den Jahren weiterentwickelt. Am Anfang stand die naiv-kindliche Verbundenheit, die meine Eltern förderten, indem sie uns die Natur auf einfache Weise erleben ließen. Wir lernten Respekt und Staunen, und zwar nicht theoretisch, sondern ganz natürlich, im wahrsten Sinne des Wortes. Ich wurde Skifahrer und Athlet und konnte die Berge neu entdecken und neu erfahren. Ich erhielt später die Möglichkeit, Dinge zurückzugeben, meiner Familie, aber auch der Natur. Nicht, dass man je alles zurückgeben könnte. Doch es ist für mich ein Herzensanliegen, die Schönheit und die Faszination und die Gesundheit, die unsere Erde uns schenkt, anderen Menschen zu zeigen. Schließlich wurde ich Vater, und das hat mir weiter die Augen geöffnet und mir diese Themen noch nähergebracht: Meine persönlichen Erfahrungen als Vater und Sportler haben mir gezeigt, wie wichtig ein nachhaltiger und gesundheitsbewusster Lebensstil ist. Und mir wurde klar: Um wirklich etwas zu bewegen, müssen wir bei unseren Kindern anfangen. Deshalb habe ich mit meiner Stiftung das Programm *Beweg dich schlau!* entwickelt. Unsere Kinder stehen heute vor Herausforderungen, die es in meiner Jugend so noch nicht gab – und genau deshalb müssen wir sicherstellen, dass sie mit den richtigen Werkzeugen ausgestattet sind, um diese Welt selbstbewusst und erfolgreich zu meistern.

Aber das kann nur gelingen, wenn wir überzeugend auf unsere Kinder wirken. Und das wiederum klappt nur, wenn wir selbst überzeugt sind. Deshalb müssen wir ein verändertes, ein neues Bewusstsein entwickeln. Ich bin als Sportler ehrgeizig und gewohnt, mir hohe Ziele zu setzen. Genauso ist es auch für mich als Vater und bei diesem Thema: Was wir brauchen, ist nichts Geringeres als eine Bewusstseins- und Verhaltensänderung unserer Gesellschaft. Doch was auf globaler Ebene geschehen muss, das muss im Kleinen lokal beginnen. Also vor Ort, in unseren Schulen und Kindergärten, in unseren Familien, bei uns selbst. Wir sprechen sehr häufig davon, dass man bewusster leben muss. Aber was heißt das eigentlich?

Wenn wir verstehen, wie wichtig bestimmte Dinge für die Erde, für unsere Kinder, für jede und jeden von uns selbst sind, dann ist die Chance viel größer, dass wir anders auf diese Welt und auf unser Leben blicken.

Wie kann es uns gelingen, uns zu motivieren, unser Bewusstsein bzw. unser Verhalten zu ändern? Eines will ich jetzt schon verraten: Das kann nicht durch das Wörtchen „müssen“ funktionieren. Nur wenn wir es wollen, wenn wir uns es wirklich vornehmen, dann können wir dieses ehrgeizige Ziel erreichen. Wenn wir aber bloß dazu gezwungen werden und keinen inneren Antrieb haben, kein Feuer dafür – dann vergesst es! Deshalb hoffe ich, dass dieses Buch nicht besserwisserisch oder belehrend daherkommt. Ich bin kein Wissenschaftler, bin überhaupt nicht perfekt und mag auch keine fundamentale Denkungsweise, aber ich habe viel erlebt, ich habe viel erfahren und lernen dürfen, und davon möchte ich hier etwas einbringen. Aber ich weiß, das reicht nicht. Deshalb bin ich den Experten auch so dankbar, die in diesem Buch die neuestens Erkenntnisse und Forschungsstände einfach und verständlich präsentieren. Denn es geht um Fakten, wissenschaftlich fundierte Fakten, die unsere Thesen untermauern und uns eindrücklich vor Augen führen, wie brisant die Lage ist, wie wichtig die Bewusstseinsänderung ist – und was wir tun können. Das nämlich ist das Schöne: Wir können tatsächlich etwas tun. Wir können einen Unterschied machen, jeden Tag, für uns, für unsere Kinder, für unsere Gesellschaft und für unsere Erde.

Ich habe für dieses Buch mit unseren Experten gesprochen und viele grundlegende Fakten und Einschätzungen erfahren, die mir immer wieder vor Augen führen, dass es einen echten Handlungsbedarf gibt. Und ich bin mir sicher, dass sie uns aufs Beste dazu motivieren, etwas für unsere Erde und unsere Kinder zu tun. Ich werde nicht alles befolgen oder befolgen können, aber ich habe viel daraus gelernt. Und neben all den Fakten und Expertisen möchte ich auch von etwas anderem sprechen, vor allem von meinen Erfahrungen als Sportler, kritischer Geist und vor allem als Vater. Und von unserem Alltag zu Hause, denn das ist das Faszinierende: Es sind nicht nur die großen Sachen, die einen Unterschied machen, sondern oft schon die kleinen. Wir brauchen nicht nur auf das berühmte „große Ganze“ zu starren, sondern können im Kleinen bei uns selbst anfangen. Wie und was frühstücken wir? Welches Verhältnis haben wir zur Natur? Welche Rolle spielen Handy, Social Media und andere digitale Instrumente für uns? Lieben wir die Bewegung oder nur das Sofa? Sind wir aktiv? Und wenn wir aktiv sind, sind wir dann gemeinsam aktiv? Gibt es feste Zeiten und Rhythmen, die unserem Alltag und damit uns selbst Halt und Orientierung schenken? Welche Fehlerkultur haben wir und wie motivieren wir uns gegenseitig? Das sind nur einige der Fragen, zu denen ich meine persönlichen Erfahrungen und Geschichten erzählen will. Und ihr werdet merken: Auch wir machen genug Fehler. Ich, meine Frau Miri, wir als Familie. Das ist völlig normal. Und gerade deshalb kann jede und jeder von uns ganz beruhigt sein: Es geht nicht darum, perfekt zu sein, sondern darum, etwas zu tun – und einfach irgendwo mal anzufangen. Im weiteren Verlauf erfahrt ihr, warum Kinder davon lernen und profitieren können, wenn wir als Erwachsene Fehler eingestehen.

Anpacken, das habe ich von meinen Eltern gelernt. Nicht lange rumreden, sondern loslegen. Und wenn ich darüber nachdenke, wenn ich mich an die vielen Lektionen und Werkzeuge erinnere, die mir meine Eltern mitgegeben haben, dann bin ich unendlich dankbar. Und es spornt mich an, als Vater meinen Kindern ebenfalls dieses Wissen, diese Werte und Instrumente und auch anderes, was ich selbst erlernt habe, weiterzugeben. Für mich ist das jeden Tag ein Ansporn, ein tägliches Zielsetzen wie früher beim Sport. Nur, dass es damals vor allem um mich und meine Zukunft ging; jetzt geht es um mehr, es geht um die Zukunft meiner vier Kinder. Ich weiß: Erziehung ist kein Hobby.

Warum ich so bin, wie ich bin – und was ich davon weitergeben möchte

Eltern spielen in der Erziehung eine tragende Rolle, das ist klar. Oder vielleicht ist es doch nicht ganz so klar. Denn wenn ich mir unsere Gesellschaft anschaue, habe ich nicht selten den Eindruck, dass viele ihre Erziehungsverantwortung von sich wegschieben. Vielleicht nicht völlig, aber zumindest wollen sie sie verteilen und an andere abgeben. Ich meine das nicht besserwisserisch, und ich will mich hier auch nicht als Superpapa aufspielen. Glaubt mir, auch wir machen jede Menge Fehler bei der Erziehung unserer Kinder. Wir mussten so viel lernen und tun es immer noch. Aber was ich beobachte: Das Bild vom Elternsein hat sich in den letzten Jahrzehnten verschoben. Das liegt erst einmal daran, dass sich die Gesellschaft brachial verändert hat.

Keine Sorge, jetzt kommt keine der nervigen „Früher war alles besser"-Arien, null. Ganz viel von dem, was meine Kinder hoffentlich einmal an gesellschaftlichem Fortschritt genießen dürfen, ist wirklich großartig: Gleichberechtigung, eine große Vielfalt an Studienmöglichkeiten, eine tolerante Gesellschaft und viele andere Errungenschaften unserer Moderne. So ist das auch in Bezug auf die Familie. Manche der Familienbilder und Elternrollen, die wir noch von unseren Eltern oder Großeltern her kennen, sind zum Glück verschwunden.

Deshalb sage ich ganz wertfrei: Früher war es klar, dass ein Elternteil zu Hause blieb und sich um die Kinder kümmerte, und das war meistens die Frau. Das andere Elternteil – meistens der Mann – ging arbeiten und verdiente das Geld. Und das hatte selbstverständlich Auswirkungen auf die Erziehung, weil viel von dem Alltag zu Hause eher von dem Elternteil bewältigt werden musste, das daheimblieb.

Heute ist das anders, beide Elternteile wollen arbeiten. Das heißt: Sie wollen nicht nur, sie müssen es oft auch, um sich das Leben und teure Mieten überhaupt leisten zu können. Ich habe den allergrößten Respekt vor den vielen Alleinerziehenden, die ihre Aufgaben häufig mit Bravour meistern. Wenn beide Elternteile arbeiten müssen, weil alles so unglaublich teuer geworden ist, dann kann das problematisch werden, weil die Eltern vielleicht nicht mehr ihre tragende Rolle in der Erziehung ausfüllen können, selbst wenn sie es wollen. Das hat auch die Politik irgendwie erkannt. Ab 2026 wird daher die Ganztagsbetreuung ab der ersten Klasse und dann schrittweise verpflichtend eingeführt. Oder muss ich schreiben: „soll eingeführt werden"?! Auch wenn ich nicht glaube, dass solche Einrichtungen jemals die elterliche Erziehung komplett ersetzen können, ist das prinzipiell sinnvoll, weil es aus gesellschaftlichen und wirtschaftlichen Gründen nun einmal nicht anders geht. Der Haken dabei ist: Diese Ganztagseinrichtungen müssen vernünftig aufgestellt werden, weil die Kinder dort den ganzen Tag verbringen. Und das sind sie oft nicht.

Für mich ergibt sich daraus eine klare Forderung an die Politik: Wenn wir eine Gesellschaft haben, in der das Leben so teuer geworden ist, dass es sich eine normale Familie kaum mehr leisten kann; wenn Eltern so viele Stunden arbeiten müssen, die sie eigentlich lieber mit ihren Kindern zusammen verbringen möchten und diese Zeit nie wieder zurückbekommen, dann hat die Politik – sorry – die verdammte Pflicht, dafür zu sorgen, dass unsere Kinder in einer Form unterkommen, in der es ihnen gutgeht. Das gilt für die Schulen, egal ob Grundschule oder Hauptschule oder Gymnasium. Das gilt aber auch für die Natur, die unsere Kinder umgibt. Wenn die Eltern keine Zeit haben, mit ihren Kindern in die Natur zu gehen, weil eben nicht alle einen Wald oder einen schönen See vor der Haustür haben, dann muss die Politik in unseren Dörfern und Städten dafür sorgen, dass Kinder die Natur auf eine andere Art und Weise erleben können. Das ist, ich sage es noch einmal, ihre Pflicht! Ansonsten leiden unsere Kinder von Anfang an darunter, weil die Erziehung nicht so sein kann, wie sie sein sollte.

Wenn ich hier die Politik so massiv zum Handeln auffordere, dann muss ich natürlich auch über uns Eltern reden. Wie gesagt, auch Miri und ich machen nicht alles richtig. Doch ich finde es krass, wenn ich höre, wie viele Menschen Kinder bekommen, sie aber gar nicht haben wollen. Wie viele Menschen Eltern werden, aber nicht Eltern sein wollen. Ich rede hier wohlgemerkt nicht über ungewollte Schwangerschaften oder andere schlimme Begebenheiten. Ich rede darüber, dass es zum Beispiel mittlerweile Hotels gibt, in denen du dein Kind, das gerade einmal sieben Tage alt ist, abgeben kannst, während du dich von der Geburt erholst. Die Angestellten, bestimmt top ausgebildet, kümmern sich um das Kleine. Aber ich finde das krass. Da müssen wir uns schon ein Stück weit an die eigene Nase fassen und uns entscheiden: Will ich denn ein Kind in die Welt setzen, ja oder nein? Und will ich mich um das Kind kümmern, ja oder nein? Und diese Entscheidung muss ich treffen, bevor ich zur Tat schreite, nicht danach. Auch das ist – sorry noch einmal – unsere verdammte Pflicht.

Eltern sein zu wollen, nicht nur biologisch, sondern mit allem, was dazugehört, ist nicht einfach. Das merken wir in unserer Familie auch ständig. Doch ohne die grundlegende Bereitschaft geht's nicht. Zu dieser Bereitschaft gehören viele verschiedene Einstellungen und Eigenschaften. Für meine eigene Entwicklung, also dafür, dass ich so aufwachsen konnte und so wurde, wie ich bin, für meine innere Resilienz und die Fähigkeit, mit Widerständen und Rückschlägen umzugehen, sind drei Einstellungen besonders wichtig: Fehler machen (dürfen) und Fehler machen lassen. Freiheit haben und Freiheit geben. Sowie Vorbilder haben und Vorbild sein.

Das Thema „Vorbilder" tippe ich an dieser Stelle nur an, weil es im vierten Kapitel noch ausführlicher behandelt wird. Hier nur so viel: Wie stark Vorbilder und das richtige Verhalten auf Kinder wirken können, erfahre ich jeden Tag bei meinen eigenen. Wenn du ihnen die Dinge glaubhaft vormachst, ist es erstaunlich, was das bei Kindern bewirkt. Ich bin kein Entwicklungspsychologe oder Pädagoge, aber ich sehe immer wieder: Kinder lernen nicht so sehr durch das Akustische, sondern vor allem durch das Optische. Was will ich damit sagen? Während wir Erwachsenen viel durch die Akustik, durch das, was wir hören, lernen, ist das bei Kindern anders, sie sind deutlich stärker auf das Optische fixiert. Wenn du also Kindern bestimmte Dinge vorlebst, dann werden sie das selbst auch so machen.

Warum bin ich als Kind jeden Tag zum Skifahren gegangen? Warum wollte ich nach der 10. Klasse die Schule abbrechen, um Skirennen zu fahren? Natürlich weil meine Eltern mir diese Dinge vorgelebt haben, aber weil sie auch dafür gesorgt haben, dass ich die Schule nicht abgebrochen habe. Doch nicht nur meine Eltern. Ich hatte auch ein anderes sehr großes Vorbild, und das war Alberto Tomba. Der war damals absolute Weltspitze, gewann dreimal Gold bei Olympia im Slalom und Riesenslalom, wurde zweimal Weltmeister und holte auch noch den Gesamtweltcup. Damals war ich gerade zehn und wollte fahren wie Tomba, la Bomba. Ich bin raus auf die Piste – und dann Vollgas!

Vorbilder, davon bin ich überzeugt, braucht jeder von uns. Vor-Bilder – das steckt schon im Wort – hat man vor sich. Und diese Bilder – auch das steckt im Wort – bilden. Sie bilden etwas ab, Werte zum Beispiel, Haltungen und Einstellungen, Lebenslust und Freiheit. Und indem sie etwas abbilden, können sich andere davon etwas abschauen, sich bilden lassen. Bilder bilden also nicht nur ab, sondern auch aus, egal ob diese Vorbilder aus dem Sport oder der Musik, aus der Kunst oder der Wirtschaft stammen.

Zugleich geht es nicht nur um Vorbilder im Sinne von Stars. Die Vorbilder des Alltags sind genauso wichtig oder vielleicht sogar noch wichtiger. Ob das der Trainer im Fußballverein ist oder beim Eishockey oder beim Skifahren, ob das die Lehrerin oder der Lehrer ist, die Erzieherin oder die Ärztin. Sie alle sind Vorbilder oder können es sein. Bei mir war es tatsächlich auch der Schulrektor des Gymnasiums. Im Sport habe ich neben meinen Eltern oder eben Alberto Tomba immer wieder Vorbilder getroffen. Dafür bin ich sehr dankbar, denn sie haben mich geprägt. Und mein Appell an uns Eltern lautet: Lasst uns Vorbilder für unsere Kinder sein. Für unsere eigenen, aber auch für die anderen Kinder in der Gesellschaft. Was nützt es, wenn ich daheim der Superpapa bin, aber draußen mich benehme wie eine Wildsau?

Wie unsere Kinder Freiheit erfahren und leben können

Vorbilder haben mich geprägt, und ich versuche, selbst ein Vorbild zu sein, für meine Kinder, aber auch für andere. Das klappt mal besser und mal weniger gut, das ist menschlich. Aber wir probieren es und wachsen daran, als Menschen, als Paar, als Familie. Eng damit zusammen hängt etwas, was mich ebenfalls zutiefst geprägt hat: das Gefühl von Freiheit. Ich meine keine politische Freiheit, das ist ein anderes Thema und darüber können andere besser sprechen oder schreiben als ich. Mir geht es um die Freiheit, die wir innerlich haben oder die wir unseren Kindern lassen und geben.

Meine Eltern haben mich als Vorbilder geprägt, sie haben mir Werte und Haltungen vorgelebt, und sie haben sie von mir auch eingefordert. Zugleich haben sie mir eine große Freiheit gelassen, mich selbst zu entfalten. Klar, deshalb bist du ja auch Skifahrer geworden, könntet ihr jetzt denken. Doch es stimmt wirklich. Ich war beim Fußballspielen auch gar nicht so schlecht, war sogar im Auswahlkader und so weiter. Doch ich wollte Skifahren. Weshalb? Weil Skifahren für mich Freiheit bedeutet. Weil ich durch den Sport die Freiheit hatte, selbst über Dinge zu entscheiden. Weil ich erfahren habe, dass du im Sport selbst bestimmen kannst: Willst du das jetzt tun oder willst du es nicht tun? Deine Freiheit, deine Entscheidung.

Wenn ich darüber nachdenke, dann ist das auf den ersten Blick etwas widersprüchlich: Wir leben im Sport ja scheinbar ziemlich fremdbestimmt. Es gibt unzählige Routinen und Regeln, über die nicht du entscheidest. Du kannst eigene Routinen und Gewohnheiten entwickeln, zumindest in einem gewissen Maß, doch am Ende musst du dich in ein Team einfügen und sogar in einen ganzen Weltcupzirkus. Die Regeln machen meistens andere, deine Trainer, vielleicht sogar die Sponsoren, auf jeden Fall die Offiziellen bei Turnieren. Was also hat das bitte schön mit Freiheit zu tun?

Eine schwere Frage. Aber anstatt direkt darauf zu antworten, will ich versuchen, es zu beschreiben: Wie schon gesagt, ich hätte auch Fußball spielen können. Ich musste nicht Skifahren, aber ich durfte es und wollte es. Und diese Freiheit, die ich beim Skifahren verspürte, die verspürte ich sonst fast nirgends. Oben am Berg zu stehen, runterzuschauen und dann dieses Gefühl der Freiheit zu spüren, das war mein Ding. Die Geschwindigkeit, das Adrenalin – das war für mich die schönste Freiheit, und das ist es nach wie vor. Und Freiheit bedeutet Unabhängigkeit. Womit ich meine, dass du von den Dingen unabhängig bist. Deswegen: Wenn du dir eine Unabhängigkeit schaffen kannst, auch von Regularien oder auch von anderen, dann bist du frei. Diese Freiheit habe ich nie vergessen. Und ich glaube, dass jeder Mensch diese Freiheit finden sollte, dieses unbeschreibliche Gefühl. Als Eltern können wir unseren Kindern helfen, ihre eigene Freiheit zu finden. Und wir können ihnen helfen, wenn diese Freiheit bedroht ist.

Skifahren, habe ich gesagt, war und ist für mich Freiheit. Wenn ich ehrlich bin, muss ich aber auch sagen: Es gab Momente, in denen ich Angst hatte, dieses Gefühl von Freiheit zu verlieren. Und zwar, als der Druck größer wurde – und das war bei mir schon recht früh der Fall. Kein Wunder, mit meinem Nachnamen! Und dann kam ich auch sehr jung in den Weltcup. Das Resultat waren bombastische Trainingsleistungen, die ich aber im Rennen nie wirklich umsetzen konnte. Trainingsweltmeister, Nervenbündel, mental zu schwach – all das schwebte über mir. Ein psychisches Damoklesschwert. Zwar kamen langsam die Ergebnisse, aber dadurch wuchs die Erwartungshaltung nur noch mehr. Und so eine Erwartungshaltung kriegt nie genug. Sie ist ein gefräßiges Monster und will immer mehr und mehr. Und es kam immer mehr.

Druck und mehr Druck und noch mehr Druck. Es hat mich fast hingeschmissen. Und das wäre schlimmer gewesen als jeder Sturz auf der Piste. Doch genau wie auf der Piste, wenn du den Sturz gerade noch verhindern kannst, die Ski wieder beisammenhast, wieder Fahrt aufnimmst, so habe ich auch hier noch die Kurve gekriegt und dem Druck getrotzt. Das gelang mir nicht alleine, sondern mit vielen, die mir damals halfen. Aber es gelang mir eben auch durch meine eigene Kraft, weil der Kämpfer in mir rauskam und ich alles durchgezogen habe, was dieser Sport mit sich bringt, an Schönem und an Schlimmem. Ich fühlte mich eingeengt und fast erdrückt. Also musste ich lernen, wie man mit solchen Situationen umgeht, ich musste verstehen, dass und wie man auch mit Druck klarkommt. Vor allem musste ich etwas Wesentliches begreifen, nämlich dass ich meinen Traum leben durfte. Das klingt komisch, ich weiß. Als ob man das begreifen müsste. Doch genau so war es: Manchmal muss man Träumen lernen, und man muss lernen, Träume zu leben.

Auch so etwas können wir unseren Kindern mitgeben. Indem wir selbst unsere Träume leben und ihnen zeigen, dass es geht. Selbst wenn es nicht einfach ist. Mein Wunsch ist: Lasst uns wieder mehr Träumer sein und unseren Kindern helfen, Träumer zu werden – oder zu bleiben. Träume machen uns resilient gegen Widerstände, sie lassen uns in schwierigen Situationen durchhalten, weil es etwas gibt, wofür wir gerne durchhalten, weil es sich lohnt. Erst die Träume machen unser Leben zu einer rasanten Schussfahrt. Ohne Träume ist das Leben dagegen wie eine Piste ohne Schnee: irgendwann unbefahrbar.

Ich habe ein bisschen gebraucht, um das zu begreifen. Doch als ich es endlich verinnerlicht hatte, war das für mich ein echter Durchbruch. Gleichzeitig geschah aber noch etwas anderes: Als ich begriff, dass ich meinen Traum leben durfte, spürte ich eine tiefe Dankbarkeit. Ich war mir plötzlich bewusst, warum ich das alles eigentlich tue, dass ich das nicht etwa tun musste, sondern durfte – und dass ich dafür dankbar sein konnte. Mehr noch: dass ich sogar für den Druck dankbar sein konnte. Für die speziellen Momente im Leben, die man einfach genießen muss. Wenn ich beim Skifahren in Kitzbühel vor 50 000 Menschen in Führung liegend in den zweiten Durchgang reingehe – der Moment am Start oben: irre! Runter wie im Rausch. Und dann, wenn du es schaffst, dann explodiert alles. Solch eine Erinnerung bleibt für immer. Wie dankbar muss man dafür sein, dass man so eine Situation überhaupt erleben darf! Diese Momente, die sind doch genial.

Wenn richtig Druck im Kessel ist, hey, das ist doch eigentlich das Schönste überhaupt. Dann wird es richtig emotional, egal, ob es gut oder schlecht ausgeht. Aber dieser eine Moment, in dem du die Situation bewältigst, der löst so viel in dir aus. Das kann süchtig machen, dieses Gefühl. Nicht nur im Skifahren, sondern in vielen Bereichen des Lebens.

Ich kriege Gänsehaut, während ich darüber spreche, noch immer nach all der Zeit. Dabei ist klar, dass es auch negativen Druck gibt, der nichts mehr mit dem zu tun hat, was ich eben beschrieben habe. Ich glaube zum Beispiel, dass manche an dem zerbrochen wären, was ich erlebt habe. Denn ich hatte nicht nur das Gefühl, vom Druck eingeengt oder zerquetscht zu werden. Ich hatte auch große Versagensängste. Und zwar nicht nur ab und zu, nein, vor jedem Start hatte ich diese Versagensängste. Schaffe ich das? Wie schaffe ich das? Und was, wenn ich es nicht schaffe? Kopfkino, bei jedem Rennen wieder. Und es braucht mir keiner zu erklären, dass ein Spitzensportler so etwas nicht kennt. Dass er nicht einen Moment darüber nachdenkt, was ist, wenn er es jetzt nicht schafft.

Angst, die habe ich auch heute noch. Allerdings nicht mehr vor einem Sturz oder vor einer schlechten Zeit. Meine Angst heute ist eine größere, denn meine Angst gilt nun meinen Kindern. Früher war ich nur für mich selbst als Sportler verantwortlich. Aber jetzt sind da meine Kinder, und natürlich betrifft meine Angst nun nicht nur mich allein, sondern sie gilt auch ihnen. Aber wie mit dem Druck, so kann man auch mit dieser Angst umgehen. Mir hilft, dass ich mir sage: „Es ist ihr Leben. Lass sie es doch erst einmal leben. Stülpe ihnen nicht deine Angst über und nimm ihnen nicht den Mut. Den Mut, ihre eigenen Erfahrungen zu machen, du hast ja deine auch gemacht. Also, lass ein bisschen los – deine Angst und deine Kinder."

Übrigens hat mir noch etwas anderes geholfen, wenn ich Druck hatte oder Angst verspürte, und das ist bis heute so: die Natur. Ein Ausflug in die Berge, das Durchatmen in klarer Luft, die Wärme der Morgensonne auf der Haut, das Murmeln eines Bachs oder die majestätische Ruhe eines Sees: Das sind die besten Heilmittel gegen Angst oder Druck. Wir sprechen ja davon, dass wir im Freien aufatmen; und genauso sagen wir, dass wir, wenn eine schwierige Situation überstanden ist, wieder aufatmen können. Für mich hängt das nicht nur bildlich, sondern tatsächlich direkt zusammen. Wer die Weite und die Schönheit der Natur genießen kann, der befreit sich aus der Enge und dem Gefängnis des Drucks, der Angst und des Stresses. Mehrere Studien haben bewiesen, dass nur ein bisschen Zeit täglich im Grünen das Stresslevel signifikant verringert. Eine Studie der Universität im amerikanischen Michigan sprach beispielsweise von zwanzig Minuten täglich.

Stress allgemein und die Stressoren Druck und Angst sind die vielleicht größten innerlichen Freiheitsräuber unserer Gesellschaft. Wir können dem Stress aber entfliehen – in die Natur. Das wird uns nicht dauerhaft gelingen, aber solche Atempausen helfen uns, den Kopf wieder frei zu kriegen – und zwar nicht nur psychisch, sondern auch und gerade physisch. Wenn du also nur noch Mauern um dich herum siehst und nicht mehr weißt, wie du aus dem Labyrinth herauskommst, dann versuche, die Natur als Breakout-Room, wie man heute neudeutsch sagt, zu nutzen, und sei es nur der kleine Stadtpark um die Ecke. Brich aus dem mentalen Gefängnis aus und nutze die Verschnaufpause in unserer Umwelt. Dabei lernst du sie zudem neu schätzen und schützen. Die Natur zu schützen wäre schon allein im Sinne eines niedrigeren Levels an Gesamtstress sinnvoll – und in unserem ureigensten Interesse. Man könnte also auch sagen: mehr Natur, weniger Stress.

Die Erfahrungen von Weite und Enge, innerlich wie äußerlich, sowie die Macht der Vorbilder haben mich zutiefst geprägt. Noch heute erlebe ich in bestimmten Situationen, dass ich mir denke: „Ach, daher kommt das. Deshalb bin ich so." Das finde ich total faszinierend, vor allem, weil wir damit arbeiten können, wenn wir uns das bewusst machen.

In diesen Kontext gehört für mich auch ein anderer Punkt, den ich oben genannt habe und der mich und meine Persönlichkeitsentwicklung stark beeinflusst hat: die Frage, wie wir mit Fehlern umgehen. Mit unseren eigenen Fehlern und vor allem mit den Fehlern anderer, hier natürlich vor allem mit den Fehlern unserer Kinder. Dabei meine ich einerseits Fehler im Sinne von nervigen oder sogar schlechten Eigenschaften; mehr noch aber spreche ich von Fehlern im Sinne von Misserfolgen oder Niederlagen, von Fehlschlägen eben. Davon habe ich einige erlebt, und ich weiß heute, wie wichtig diese Erfahrungen für mich waren und sind.

Rückschläge gehören zum Leben dazu. Geschenkt, weiß man inzwischen! Im Sport passt der Begriff „Rückschlag" deshalb so gut, weil dich diese Erfahrungen tatsächlich zurückwerfen können. Im Ranking, in der öffentlichen Wahrnehmung, in deinem Können und sogar in deiner Gesundheit. Einige davon können wir nicht beeinflussen, weshalb sie auch nicht in erster Linie Misserfolge oder Fehlschläge sind, sondern eben Rückschläge. Dazu gehören Verletzungen, beim Hobbysportler wie beim Profi. Ich selbst habe einige erlitten, schwere und bittere. Ich erinnere mich noch gut an den 25. November 2017, einen Samstag: Zwei Wochen zuvor hatte ich in Levi, dem Skisport-Mekka in Finnland, meinen 13. Weltcupsieg geholt. Es lief, nicht nur auf der Piste: „Es ist gewaltig gelaufen", sagte ich im Interview, analysierte, dass ich auch etwas Glück gehabt hatte, und fügte dann hinzu: „Das erste Rennen als Vater, das macht es noch spezieller. Es taugt mir schon. Wenn man in so ein Rennen geht, dann sind schon viele Fragezeichen da. Wenn man mit daheim telefoniert, die Noch-Freundin, aber baldige Ehefrau sieht, die kleine Matilda – dann denkt man sich schon: Das Leben könnte nicht schöner sein. Die Familie gibt mir perfekten Rückhalt. Olympia ist noch so weit weg – es kommen noch viele, viele Rennen davor. Darüber mache ich mir erst Gedanken, wenn es so weit ist."

Olympia war damals noch weit weg – und zwei Wochen später war es unerreichbar. Zwei Wochen später, eben an jenem Samstag, dem 25. November, trainierte ich. Es war Vormittag, wir befanden uns in den USA. Der Sturz, das linke Knie, ich wusste sofort, dass da mehr passiert war. Wie viel, das sagten mir die Ärzte später in Vail, die erste Adresse für solche Verletzungen. Das MRT kannte kein Pardon und wischte alle Hoffnung weg: Kreuzbandriss. Ein Wort nur, aber so viele zerstörte Pläne. Wenige Monate später begannen in Pyeongchang in Südkorea die Olympischen Winterspiele, sie sollten für mich ein Höhepunkt sein. Sollten. Nach der Untersuchung in Vail wusste ich: Ich werde nicht dabei sein. Ich war unendlich traurig. Der Sieg in Levi sollte mein letzter Weltcupsieg bleiben. Zwei Jahre später beendete ich meine Karriere – was bedeutet dieser 25. November?

Die Zeitungen schrieben, dass ich nach dem Unfall nie mehr an mein altes Leistungsniveau anknüpfen konnte. Platzierungstechnisch stimmt das. Und trotzdem meine ich gerade mit Blick auf diese Verletzung: Du lernst aus jeder Niederlage, aus solchen Situation wie dieser. Du lernst aus dem, was nicht funktioniert hat, und du versuchst, es das nächste Mal besser zu machen. Bei Verletzungen musst du dich aufraffen, alles zu tun, um weiterzumachen. Dafür musst du fit werden, körperlich und im Kopf. Denn die Angst wird durch solch einen Sturz nicht gerade kleiner.

Und das gilt nicht nur für den Sport: Wenn du in der Schule eine Prüfung verhaust, kannst du die Schuld bei der strengen Lehrerin suchen oder deiner schlechten Tagesform. Oder du fragst dich: „Was kann ich besser machen?" Du kannst die Ärmel hochkrempeln, du kannst dich besser vorbereiten. Ganz ehrlich, am Ende würde ich sogar so weit gehen und sagen: Du kannst von den Dingen, die nicht gut laufen, viel mehr lernen als von den positiven. Du meinst, das sei eine Binsenweisheit und alle würden das immer und immer sagen? Vielleicht, weil es tatsächlich so ist. Es mag auf den erste Blick paradox klingen, doch wenn ich nach meinen prägendsten Momenten gefragt werde, fallen mir zuerst die größten Niederlagen ein. Das glaubst du nicht? Es ist aber hundertprozentig so. Die größten Siege sind Vergangenheit. Die größten Fehlschläge aber, die sind immer noch da oben drin. Auch, weil ich ständig versucht habe, daraus zu lernen und sie zu nutzen.

In einem Interview nach der Diagnose in jenem November 2017 merkte man meine Traurigkeit. Ich war völlig fertig. Doch dann sagte ich: „Wenn man es positiv sehen will, kann ich jetzt sehr viel Zeit mit meiner kleinen Tochter verbringen." Ich war ja kurz zuvor Papa geworden.

Darin steckt viel von dem, was ich von meinen Eltern zum Thema „Fehlerkultur" gelernt habe. Du darfst ruhig niedergeschlagen und down sein. Aber nicht zu lange. Schau nach vorne, guck, was du stattdessen machen kannst. Was dir guttut und Freude macht. Bei mir war das damals die Zeit mit meiner kleinen Tochter und der Familie. Ich habe versucht, nicht nur wie das Kaninchen vor der Schlange zu sitzen und starr vor Wut, Trauer oder Verzweiflung zu sein. Indem ich mich auf mögliche Chancen konzentrierte, konnte ich den Blick woandershin wenden, und es gelang mir, nicht nur die eine schwarze Wand zu sehen, sondern das Lächeln meiner Tochter. So ein Perspektivenwechsel hilft sofort. Der Weg zurück war trotzdem schwer und voller Tiefen. Doch ich habe daraus gelernt, wie wichtig es ist, Rückschläge mit anderen Augen zu sehen.

Ich hatte immer das Glück, dass selbst in meinen schwersten Momenten eine intakte Familie für mich da war. Das gab mir eine extreme emotionale Sicherheit, die mich bis heute trägt. Trotzdem, die Aufgabe, dass ich selbst kämpfen musste, um nicht in einen Negativstrudel zu geraten, konnte mir keiner abnehmen. Ich musste selbst versuchen, diese Negativspirale zu durchbrechen. In solchen Situationen brauchst du etwas Positives, und du musst dich an diesem Positiven festhalten und dich daran hochziehen. Dabei macht es viel aus, wie du aufgewachsen bist. Und ob du erfahren hast, dass es, auch wenn du deinen Hals nicht selbst aus der Schlinge ziehen kannst, Menschen gibt, die dir helfen. Diese Hilfe, die musst du anerkennen und annehmen. Egal ob das die Familie ist, ob das Freunde oder andere Menschen sind. Übrigens: Das sagt sich so leicht. Ich bin jemand, der sich extrem schwer damit tut, Hilfe anzunehmen. Das ist eine Schwäche, das weiß ich, und damit mache ich es meinem Umfeld oft nicht einfach. Oder wie einmal ein Spezl zu mir gesagt hat: „Es gibt Menschen, die können laufen, bis sie nicht mehr können, die laufen, bis sie kotzen, und hören dann auf. Und dann gibt es Menschen, die sich so verausgaben können, dass sie ohnmächtig werden." Ich bin halt leider Gottes derjenige, der laufen kann, bis er ohnmächtig wird. Das hört sich heldenhaft an. Ist aber manchmal einfach nur blöd.

Die Erziehung durch meine Eltern, die Vorbildfunktionen, der Umgang mit Angst und Druck, die Fehlerkultur und das Bewältigen von Rückschlägen haben mir geholfen, das zu entwickeln, was man Resilienz nennt. Dafür war noch etwas anderes prägend, scheinbar eine Kleinigkeit, doch für mich etwas, das jede und jeder lernen kann, etwas, das für alle Bereiche unseres Lebens gilt. Und zwar: Wenn es mich früher als Kind beim Skifahren geschmissen hatte, erkundigte sich mein Vater nicht etwa besorgt: „Na, du Armer, hast du dir wehgetan?" Nein, das tat er nicht, sondern er rief: „Felix, das war aber ein cooler Sturz!" Der Fehler wurde sofort in etwas Positives umgedeutet, und ich habe einfach weitergemacht. Das ließ meine emotionale Sicherheit wachsen, weil ich ein Vertrauen in mich spürte. So war die Fehlerkultur meiner Eltern, und ich probiere, das auch bei unseren Kindern so hinzukriegen. Das fällt uns Eltern manchmal schwer. Aber es bringt den Kids so viel.

Heute hilft mir diese Fehlerkultur in vielen beruflichen Stresssituationen, aber auch in privaten. Wenn es zum Beispiel mit den Kindern schwieriger ist, sie sich mal wieder sauber aufführen und es richtig rundgeht, dann kann es schon mal sein, dass sie eine Ansage von mir kriegen. Mit dem Ergebnis, dass eine Stunde später genau das Gleiche wieder passiert. Dann ärgere ich mich und sage mir: „Herrschaftszeiten, du Idiot. Wieso hast du das denn jetzt gemacht?" Natürlich ist Grenzensetzen sinnvoll und gehört zu einer guten Erziehung. Doch grundsätzlich glaube ich daran, dass wir unsere Kinder eher ermutigen sollten, Grenzen zu überschreiten. Dahinter steckt meine Überzeugung, dass wir nur eine bestimmte, begrenzte Zeit haben, die wir mit unseren Kindern verbringen dürfen. Diese Zeit sollten wir nutzen, um unseren Kindern durch die richtige Fehlerkultur Resilienz, durch motivierende Vorbilder Motivation und Leistungsspaß, durch Freiheit emotionale Sicherheit zu vermitteln. Resilienz, Motivation und Sicherheit sind die Attribute gesunder Kinder und starker Kinder – und später dann gesunder Erwachsener und starker Erwachsener.

Meine Fragen an den Experten →

Liebe Leser, jetzt wisst ihr, warum ich bin, wie ich bin. Ich habe mir einen Experten geholt, um meine Einschätzungen auf den Prüfstand zu stellen. Welchen Übertrag können wir aus einem gesunden Menschenverstand aufrechterhalten und wo müssen wir uns hinterfragen?

Prof. Dr. Sven Lindberg ist Entwicklungspsychologe an der Universität Paderborn und der Initiative *Gesunde Erde. Gesunde Kinder.* eng verbunden. Er ist unter anderem auch im Beirat des Vereins „In Safe Hands" – Potentiale entfalten und Vielfalt Leben. Dabei geht es darum, Kinder ganzheitlich in ihrer Persönlichkeitsentwicklung zu begleiten, u. a. mit den Werten Authentizität, Gleichwertigkeit und Nachhaltigkeit. 2024 wurde er bundesweit zum Professor des Jahres in der Kategorie „Von der Hochschule in die Praxis"gewählt. Ein echter Mann der Tat. Mich freut es besonders, dass ich dich für das Buch gewinnen konnte. Der Einsatz für die gesunde Entwicklung von Kindern und Jugendlichen beeindruckt mich wirklich sehr.

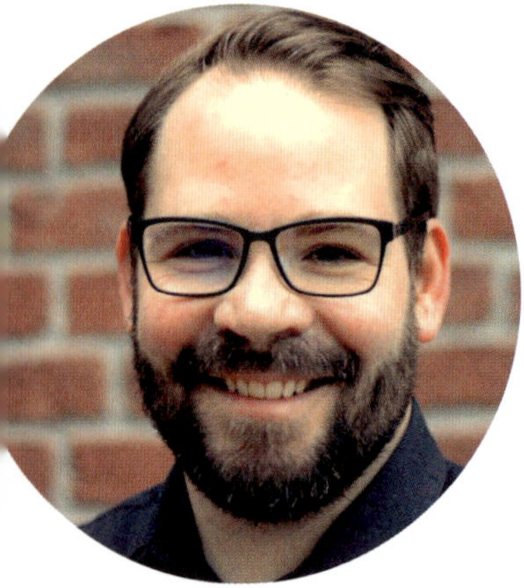

„Was wir heute in unseren Kindern stärken, wird morgen zu gesellschaftlicher Kraft."

Prof. Dr. Sven Lindberg

FELIX: Ein Thema, das mich wirklich umtreibt, das habe ich vorhin schon angesprochen. Was ist dran, wenn wir sagen, dass die Kinder und Jugendlichen heute vor Aufgaben und Herausforderungen stehen, die es in meiner Jugend noch nicht gab?

SVEN: Konzentrationsprobleme, emotionale Verunsicherung, sozialer Rückzug und Ängste – immer mehr Kinder zeigen heute Anzeichen psychischer Überforderung. Die Erfahrungen, die viele Eltern, Pädagoginnen und Therapeuten aus ihrem Alltag berichten, werden durch Studien bestätigt und gestützt, ich denke etwa an den aktuellen Kinder- und Jugendgesundheitssurvey (KiGGS) des Robert Koch-Instituts oder internationale Metaanalysen zur Resilienz von Kindern. Und diese Beobachtungen sind keine kurzfristigen Erscheinungen, sondern Ausdruck eines strukturellen Problems: Kinder wachsen heute in einer Welt auf, die schneller, reizintensiver und unübersichtlicher ist als je zuvor – und in der sich gleichzeitig verlässliche Bezugssysteme massiv verändern. Dabei geht es nicht nur um die psychische Gesundheit im engeren Sinne. Es geht um die Fähigkeit, in einer komplexen Welt Orientierung zu finden, innere Stabilität zu entwickeln und handlungsfähig zu bleiben. Kurz: Es geht um seelische Widerstandskraft. Diese entsteht nicht zufällig aus dem Blauen heraus. Sie wächst dort, wo Kinder Sicherheit, Sinn und Zugehörigkeit erleben. Passive digitale Angebote, reiner Konsum und Dauerberieselung können das nicht leisten, es braucht echte Beziehungen, im Alltag, in der Familie, in der Natur, in der Bewegung, im Miteinander.

FELIX: Und wie stellen wir sicher, dass unsere Kinder mit den richtigen Werkzeugen ausgestattet sind, um diese Herausforderungen zu bewältigen?

SVEN: Die Werkzeuge, von denen du sprichst, sind grundsätzlich einfach zu beschreiben: Es sind Haltungen, Erfahrungen, Beziehungsqualitäten, Widerstandsfähigkeit, emotionale Sicherheit, Werteorientierung, Bewegung oder Naturverbundenheit. All dies sind Voraussetzungen für das, was man als die „mentale Gesundheit“ oder das „mentale Immunsystem“ eines Kindes bezeichnen kann.

FELIX: Sprichst du hier von Resilienz?

SVEN: Resilienz ist zu einem allgegenwärtigen Schlagwort geworden. Grundsätzlich beschreibt Resilienz die Fähigkeit eines Menschen, mit Belastungen umzugehen, Krisen zu bewältigen und trotz widriger Umstände psychisch gesund zu bleiben. Aber anders als häufig angenommen, ist Resilienz keine angeborene Persönlichkeitseigenschaft. Sie entsteht in einem entwicklungspsychologischen Prozess, der stark davon abhängt, in welchem sozialen, emotionalen und kulturellen Kontext ein Kind aufwächst.

Kinder sind nicht resilient – sie werden resilient. Durch das Erfahren von Verlässlichkeit. Durch Menschen, die an sie glauben. Durch Räume, in denen sie sich ausprobieren dürfen, ohne Angst davor zu haben, zu scheitern.

Was Kinder wirklich brauchen, ist Halt, Zutrauen und die Chance zu wachsen: Kinder lernen mit Krisen umzugehen, wenn sie erleben dürfen, dass sie nicht allein sind, dass Rückschläge nicht gefährlich, sondern Teil des Lebens sind, und dass sie selbst Einfluss auf ihr Erleben und Handeln nehmen können. Ein Kind, das erlebt: „Ich kann etwas bewirken, auch wenn es schwer wird“, entwickelt ein stabiles Selbstbild und eine enorme Anpassungsfähigkeit.

Und wenn ich eine Sache noch anfügen darf: Ein zentrales Element der Resilienzforschung ist das Konzept der Selbstwirksamkeit. Womit das Vertrauen eines Menschen in die eigenen Fähigkeiten gemeint ist, Herausforderungen meistern zu können. Kinder, die erleben, dass sie durch ihr eigenes Tun etwas verändern können, entwickeln deutlich mehr Widerstandskraft als solche, die sich als ohnmächtig erleben – etwa, weil ihnen alles abgenommen wird oder sie ständig kritisiert werden.

FELIX: Neben all den Aufgaben und Herausforderungen, mit denen unsere Kinder konfrontiert werden, beobachte ich bei ihnen auch eine zunehmende Verunsicherung. Was können wir den Kindern als Orientierung an die Hand geben?

SVEN: Aus meiner Sicht ist es wichtig, dass Kinder eine Haltung und Werte entwickeln. In einer Welt, in der Kinder ständig mit neuen Optionen, Rollenbildern und Konsumwünschen konfrontiert werden, ist Orientierung nicht mehr selbstverständlich. Zwischen „Du kannst alles sein" und „Sei besser als die anderen" verlieren viele Kinder das Gefühl dafür, woran sie sich orientieren sollen. In dieser Verunsicherung wirken Werte wie ein innerer Kompass: Sie helfen, Entscheidungen zu treffen, Verantwortung zu übernehmen und sich in sozialen Beziehungen zurechtzufinden.

Kinder entwickeln diese Haltung und Werte aber nicht durch abstrakte Theorien, sondern durch konkrete Erfahrungen. Sie beobachten, wie Menschen in ihrem Umfeld mit Konflikten umgehen, sie bekommen mit, ob Erwachsene sich entschuldigen können, ob Versprechen gehalten oder Macht ausgespielt wird. Werteorientierung entwickelt sich nicht „on demand". Sie braucht Zeit, Dialog, Reibung und Reflexion. Und sie braucht

Erwachsene, die bereit sind, sich selbst zu hinterfragen. Das bedeutet nicht, dass Eltern oder Lehrkräfte perfekt sein müssen. Im Gegenteil: Kinder lernen gerade dann viel, wenn Erwachsene Fehler zugeben, Unsicherheiten aushalten und ihre Entscheidungen erklären.

FELIX: Ein weiterer Aspekt, der definitiv nicht mehr so ist wie in meiner Kindheit, ist die Omnipräsenz von Smartphones und Tablets. Ich werde wahnsinnig, wenn die Leute nur noch vor ihrem Handy sitzen und nicht mehr links und rechts schauen. Welchen Einfluss hat das auf unsere Kinder?

SVEN: Wir können mittlerweile von der digitalen Kindheit sprechen, und das müssen wir aus unterschiedlichen Perspektiven betrachten, nämlich zwischen Faszination, Überforderung und Verantwortung. Tablets, Smartphones und smarte Lautsprecher gehören längst zum Alltag vieler Kinder – oft schon im Vorschulalter. Dazu muss ich sagen: Digitale Medien sind weder per se schädlich noch per se förderlich. Entscheidend ist, in welchem Rahmen, mit welcher Haltung und zu welchem Zweck sie genutzt werden. Denn eines ist klar, digitale Medien können die Psyche von Kindern massiv beeinflussen. Es gibt aber auch ein ABER, es steckt auch sehr viel Potenzial drin.

FELIX: Wie meinst du das genau? So ähnlich wie Fluch und Segen zugleich?

SVEN: Ja genau. Zum einen zeigen psychologische Studien: Die Nutzung digitaler Medien beeinflusst die Konzentration von Kindern negativ, und genauso ist es mit der Emotionsregulation, dem Sozialverhalten und der Schlafqualität. Wir konnten in einer eigenen Studie zeigen, dass allein die Sichtbarkeit eines Smartphones im Raum, ohne dass es eingeschaltet ist, ausreicht, um die Aufmerksamkeitsleistung zu reduzieren. Kinder brauchen freie kognitive Ressourcen, um sich konzentrieren, spielen, lernen oder zuhören zu können. Hinzu kommt: Viele digitale Inhalte sind alles andere als entwicklungsgerecht. Sie sind schnell, laut, emotional überfordernd – und fördern kurzfristige Reizreaktionen statt nachhaltiger Reflexion oder Empathie.

Aber: Digitale Medien haben durchaus Potenzial für die Bildung. Digitale Medien sind nicht grundsätzlich schädlich. Sie bieten auch Chancen, zum Beispiel für kreative Ausdrucksformen, für soziale Teilhabe oder für individualisiertes Lernen. Kinder können mit Apps Musik machen, sie können Sprachen lernen oder virtuell in fremde Länder reisen.

Entscheidend ist, wer den Rahmen setzt: Werden Kinder durch Medien unterstützt oder werden sie ganz einfach ruhiggestellt? Werden sie in die Gestaltung miteinbezogen oder werden sie allein gelassen? Ein achtsamer Umgang mit digitalen Medien bedeutet nicht, alles zu verbieten. Es bedeutet, Grenzen zu setzen, aber auch Räume zu öffnen: für gemeinsames Ausprobieren, für Gespräche über Inhalte, für das Erleben digitaler Verantwortung.

FELIX: Okay, das kann ich nachvollziehen. Man sollte sich nicht verschließen. Und wie du beschreibst, stecken auch Chancen drin. Aber noch einmal nachgefragt, welche gesundheitlichen Konsequenzen kann es haben, wenn die Nutzungszeit nicht eingeschränkt wird?

SVEN: Grundsätzlich habe ich die Faustregel, dass digitaler Stress mit realem Stress gleichzusetzen ist. Eine digitale Überreizung zeigt sich nicht nur in der Bildschirmzeit, sondern auch in den neurophysiologischen Folgen: erhöhter Cortisolspiegel, Schlafstörungen, emotionale Unruhe. Studien zeigen, dass Kinder, die mehr als zwei Stunden pro Tag in ihrer Freizeit vor dem Bildschirm verbringen, signifikant häufiger über Konzentrationsprobleme, Gereiztheit oder Rückzug berichten.

Gleichzeitig ist belegt: Je mehr sich Kinder draußen bewegen, je mehr sie kreativ spielen oder sich in reale soziale Beziehungen eingebunden fühlen, desto besser gelingt es ihnen, digitale Reize zu verarbeiten und zu regulieren.

FELIX: Das geht runter wie Öl. Liebe Eltern, habt ihr gehört, welche positiven Aspekte Bewegung mit sich bringt? Dazu noch die Frage: Welchen Stellenwert kann Bewegung für Kinder einnehmen?

SVEN: Bewegung kann Kindern innere Stabilität verleihen. Kinder sind keine reinen Kopfwesen. Sie lernen, wachsen und entwickeln sich in und durch Bewegung. Während schulische Bildung oft rein kognitiv ausgerichtet ist, zeigt die Entwicklungspsychologie deutlich: Bewegung ist ein Grundnahrungsmittel für das Gehirn. Bewegung aktiviert nicht nur das Herz-Kreislauf-System, sondern auch das Gehirn: Sie fördert die Bildung neuer Nervenzellen, verbessert die Konzentration, steigert das Arbeitsgedächtnis und fördert emotionale Regulation. Besonders die sogenannten exekutiven Funktionen – also Impulskontrolle, Planung, kognitive Flexibilität – profitieren von regelmäßiger körperlicher Aktivität. Das gilt nicht nur für die Ausübung von Sportarten, sondern auch für das freie Toben, Klettern, Balancieren und Spielen in der Natur – kurz für alles, was den Körper fordert und die Sinne anregt.

FELIX: Und was ist dran an der Behauptung, dass wir durch Sport oder Bewegung einfach mal den Kopf freibekommen?

SVEN: Da steckt einiges an Wahrheit drin. Bewegung kann dabei als Ventil für Stress und Druck dienen. Bewegung ist auch eine Form der Selbstfürsorge, besonders für Kinder, die noch nicht in der Lage sind, über ihre inneren Zustände zu sprechen. Wenn ein Kind nach der Schule einfach einmal ausrastet, dann nicht, weil es schlecht erzogen ist, sondern weil es möglicherweise keinen anderen Kanal für seinen Stress findet. Bewegung kann hier ein echter Regulator sein.

Gerade in einer Zeit, in der Kinder immer mehr sitzen – sei es in der Schule, im Bus oder vor dem Bildschirm –, wird Bewegung zur Mangelware. Die Folgen sind gravierend: körperlich im Sinne von Übergewicht und Verspannungen, kognitiv, womit ich Konzentrationsprobleme meine, und emotional in Form von Unruhe und Reizbarkeit.

FELIX: Was können Kinder noch von Sport lernen?

SVEN: Wir haben vorhin über Resilienz gesprochen. Sport kann das Übungsfeld für Resilienz sein. Sport, insbesondere wenn er in Gruppen oder in Vereinen betrieben wird, bietet Kindern viel mehr als nur Fitness: Er ist ein Erfahrungsraum für Teamfähigkeit, für den Umgang mit Niederlagen, für Durchhaltevermögen und Verantwortung. Wenn ein Kind lernt, nach einer Niederlage wieder aufzustehen, Regeln zu akzeptieren und andere zu respektieren, dann stärkt es nicht nur seine Muskeln, sondern auch seine Identität.

FELIX: Ich nehme mit, dass Bewegung einen sehr positiven Effekt auf die Gesundheit unserer Kinder hat. Mir war und ist vor allem die Verbindung von Bewegung und Natur sehr wichtig. Deshalb die Frage: Macht es eigentlich einen Unterschied, wo ich mich bewege?

SVEN: Sagen wir so: Wer die Natur erlebt, stärkt sich selbst. Wer mit Kindern in die Natur geht, merkt schnell: Sie werden ruhiger, aufmerksamer und wacher. Sie entdecken Käfer, klettern auf Bäume, bauen aus Stöcken eine Hütte, und sie verlieren sich in der Zeit. In diesen Momenten geschieht etwas, was kein Bildschirm, keine App und kein Arbeitsblatt leisten kann: Kinder spüren sich selbst und die Welt – unmittelbar, sinnlich und verbunden.

Der Zusammenhang dabei ist sehr interessant. Natürliche Reize entlasten das Gehirn – im Gegensatz zur städtischen oder digitalen Reizüberflutung. Kinder können sich in der Natur besser regulieren, zur Ruhe kommen und ihre Aufmerksamkeit regenerieren.

Gerade weil die Natur unberechenbar ist – mal regnet es, der Weg ist matschig, mal piekst das Gras –, bietet sie Kindern eine wertvolle Form der Reibung und Anpassung. Sie lernen: Nicht alles lässt sich kontrollieren. Ich kann mich auf Situationen einlassen, statt sie zu beherrschen. Das fördert Geduld, Flexibilität und Frustrationstoleranz.

Praktische Impulse

Vielen Dank Sven Lindberg. Das waren spannende Einblicke, interessante Fakten und aus meiner Sicht sehr gute und wichtige Anstöße. Nun stelle ich mir noch die Frage: Was machen wir damit? Wie kommen wir ins Handeln?

Wir leben in einer Zeit, die komplex ist – für uns Erwachsene, aber noch viel mehr für unsere Kinder. Sie müssen lernen, sich in einer Welt zurechtzufinden, die sich ständig verändert. Sie erleben Unsicherheit, Ambivalenz, sie werden mit digitalen Reizen und Dauerbeschallung überflutet. Umso wichtiger ist es, dass wir ihnen etwas bereitstellen, das ihnen Halt gibt: eine verlässliche Beziehung, ein lebendiges Selbstbild, einen inneren Kompass – und einen bewussten Umgang mit der digitalen Welt.

TIPP NR. 1: STÄRKT RESILIENZ DURCH MUT ZU HERAUSFORDERUNGEN!

Traut eurem Kind etwas zu – auch, wenn's unbequem wird. Lasst euer Kind Herausforderungen selbst meistern. Widersteht dem Impuls, sofort einzugreifen, wenn ihr glaubt, etwas läuft schief. Kinder wachsen daran, wenn sie merken: „Ich kann das selbst!" Zeigt ihnen: Fehler sind okay: Statt zu tadeln, fragt sie besser: „Was hast du daraus gelernt?" So wird aus einem Missgeschick ein Schritt auf dem Weg zur Selbstwirksamkeit.

Seid ein sicherer Hafen, kein Rettungsboot. Kinder brauchen emotionale Sicherheit. Zeigt Mitgefühl, aber übernehmt nicht automatisch die Aufgabe, Lösungen zu präsentieren. Vertraut auf die Kraft eures Kindes.

Fördert kleine Entscheidungen im Alltag. Ob Kleidung, Frühstück oder Freizeitgestaltung – lasst euer Kind mitentscheiden. So kann es lernen, Verantwortung zu übernehmen und sich selbst zu vertrauen.

Lebt Selbstfürsorge vor: Resiliente Kinder haben resiliente Erwachsene um sich. Zeigt euren Kindern, wie ihr selbst mit Stress umgeht, Pausen macht und gut für euch sorgt. Das wirkt stärker als jede Predigt.

TIPP NR. 2: GESTALTET BEWUSST DIE DIGITALEN RÄUME!

Reduziert digitale Ablenkung in den entscheidenden Momenten: beim Essen, im Gespräch, beim Zubettgehen. Begleitet eure Kinder bei deren Mediennutzung, statt sie alleinzulassen. Und stellt euch die Frage: Wann brauchen Kinder wirklich ein Gerät, und wann einfach nur uns?

Etabliert medienfreie Zeiten: z. B. morgens vor der Schule, abends vor dem Schlafengehen.

Schafft „freie Zonen", also Räume, in denen Smartphones bewusst ausgeschlossen werden.

Begleitet eure Kinder bei ihrem Medienkonsum: Was sehen sie? Was fühlen sie dabei? Was verstehen sie?

Seid Vorbild: Kinder lernen vor allem durch das, was sie bei Erwachsenen sehen.

TIPP NR. 3: LEBT WERTE VOR, STATT ZU PREDIGEN!

In einer Gesellschaft, die vor allem auf Effizienz und Leistung ausgerichtet ist, sind Werte wie Rücksichtnahme, Solidarität oder Verlässlichkeit keine altmodischen Tugenden, sondern tragende Säulen für unsere psychische Gesundheit und einen sozialen Zusammenhalt.

Lebt als Erwachsene eure Haltung – im Kleinen wie im Großen. Kinder beobachten mehr, als wir denken. Und sie merken, ob wir wirklich meinen, was wir sagen.
Seid reflektierter in moralischen Fragen, empathischer im Umgang mit anderen, weniger anfällig für Gruppendruck, eher bereit, Verantwortung zu übernehmen.

TIPP NR. 4: INTEGRIERT BEWEGUNG UND NATUR INS LEBEN!

Nutzt jede Gelegenheit zur Bewegung – nicht als „Programm“, sondern als Bedürfnis. Geht mit euren Kindern raus, lasst sie klettern, rennen und entdecken. Der Körper gehört zur Seele. Kinder, die sich regelmäßig bewegen, zeigen:

→ weniger emotionale Auffälligkeiten,
→ mehr soziale Kompetenz,
→ höhere Frustrationstoleranz,
→ bessere Selbstregulation.

Plant regelmäßige Familienzeiten im Grünen – ohne Handy, ohne Ablenkung.

Lasst eure Kinder die Natur frei entdecken, statt vorgegebenen Routen zu folgen.

Nutzt auch kleine Naturräume – Hinterhöfe, Wiesen, städtische Parks.

Sprecht mit euren Kindern über die Natur als etwas Wertvolles – nicht als „Landschaft“, sondern als Lebensraum.

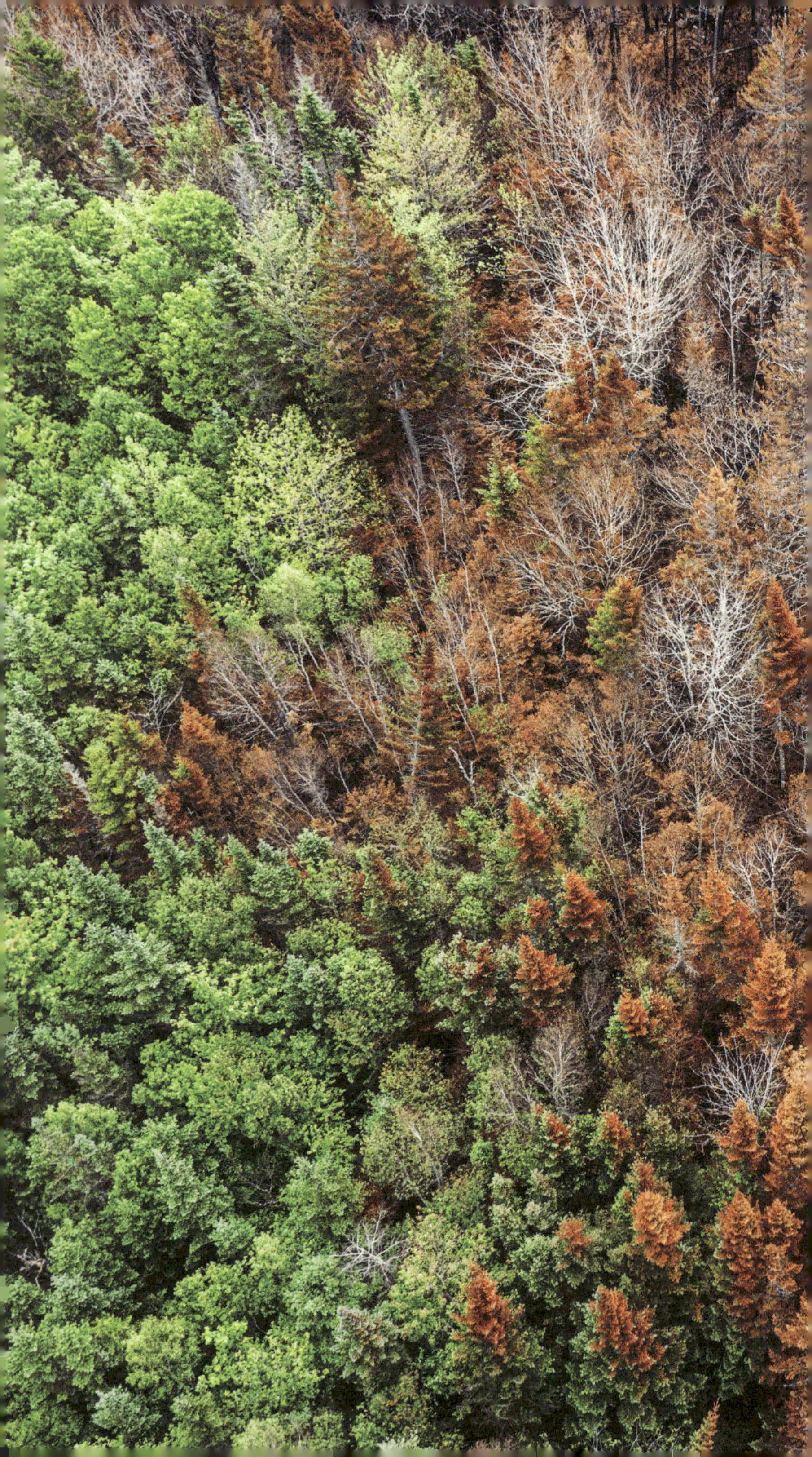

2. KAPITEL
KRANKE ERDE, KRANKE KINDER
Die physischen und psychischen Auswirkungen des Klimawandels auf unsere Kinder

Kennst du das? Du führst mit einer Freundin oder einem Bekannten über ein x-beliebiges Thema eine Diskussion. Eigentlich, so meinst du, müsste alles völlig klar und eindeutig sein, die Fakten liegen auf dem Tisch, die Tatsachen sprechen für sich. Du rechnest gar nicht damit, dass irgendjemand diese bezweifeln und anderer Meinung sein könnte, schon gar nicht deine Freundin oder dein Bekannter. Und doch stößt du auf massiven Widerspruch. Erst glaubst du vielleicht, du hast dich verhört. Dann fragst du nach und merkst: Ich glaub's nicht, mein Gegenüber meint das tatsächlich ernst. Du argumentierst, appellierst, doch es nützt alles nichts. Nach dem Gespräch sitzt du da und denkst: „War das jetzt echt? Ist das wirklich geschehen?“ Und du fragst dich: „Warum?“

So geht es mir, wenn ich mit Menschen rede, die die Klimakatastrophe leugnen. Auf mich wirken solche Situationen völlig surreal und unverständlich. Deshalb möchte ich an dieser Stelle erst einmal klären, was die Veränderungen des Klimas für uns bedeuten, vor allem aber für unsere Kinder. Und ich möchte zu erklären versuchen, weshalb noch immer Teile unserer Gesellschaft diese Fakten ignorieren, und was wir dagegen tun können. Denn klar ist: Wir sitzen alle im selben Boot.

Berichte zum Klimawandel und seinen Folgen finden wir en masse. Hier ein paar Zitate aus dem letzten Jahr, als die UNICEF im Juli 2024 anlässlich der Bonner Klimakonferenz eine Veröffentlichung herausgab mit dem vielsagenden Titel: „Kinder im Klimawandel: Am meisten gefährdet, zu wenig beachtet“. Dazu veröffentlicht das Kinderhilfswerk der Vereinten Nationen folgende Stellungnahme: „Eine der größten Erfolgsgeschichten der Menschheit ist die beeindruckende Reduzierung der Kindersterblichkeit. Doch was wir bei der Verbesserung der Überlebenschancen und des Wohlergehens von Kindern erreicht haben, wird durch den Klimawandel bedroht.“ Man könnte noch hinzufügen: Viel zu wenige scheinen diese Entwicklung, diese Gefahr zu bemerken, geschweigen denn ernst zu nehmen.

Woran liegt das? Woran liegt es, dass viele Menschen in Deutschland die gesundheitlichen Gefahren des Klimawandels für Kinder unterschätzen? Die simple Antwort lautet: Der Grund ist, dass viele Menschen den Klimawandel und seine verheerenden Auswirkungen generell unterschätzen. Und die Gleichung sieht dann recht einfach aus: Wenn ich den Klimawandel generell nicht ernst nehme, wie soll ich dann seine Folgen speziell für

Kinder ernst nehmen? Das gilt übrigens nicht nur für Deutschland, sondern weltweit. Bei meinen vielen Reisen konnte ich das immer wieder erleben. Ich kann sogar sagen, dass Deutschland im internationalen Vergleich nicht besonders schlecht dasteht oder besonders fahrlässig ist. Generell gilt: Wir Menschen machen uns viel zu wenig Gedanken darüber, was die Erde für uns bedeutet. Das ist das Grundproblem, das Basisproblem, von dem sich alle weiteren Probleme ableiten. Vielen ist das vielleicht nicht klar. Es gibt den sogenannten Erdüberlastungstag. Im Jahr 2024 war der 1. August der Tag, an dem die Menschheit die jährliche Menge an ökologischen Ressourcen, die unsere Erde regenerieren kann, vollständig aufgebraucht hat. Das heißt, dass wir ab dem 2. August zu Lasten der nachfolgenden Generationen gelebt haben. Oder noch konkreter: Eigentlich brauchen wir 1,75 Erden, um unsere Lebensweise ausleben zu können. Vergleicht man das mit seinem Bankkonto und geht kurz davon aus, dass es keinen Dispo gibt, dann würde doch jeder normal denkende Mensch den Zusammenhang erkennen: Wenn kein Geld mehr drauf ist, kann ich auch nichts mehr ausgeben. Würden alle so leben wie die Deutschen, läge der Tag 2025 übrigens am 3. Mai! Das ist Wahnsinn!

In einem weiteren Beispiel kann man das mit einem Baum vergleichen, dessen Wurzeln schon krank sind. Er wird keine guten Früchte tragen und sein Stamm und die Äste werden nicht so fest und robust sein, wie das bei einem Baum mit starken und kräftigen Wurzeln der Fall ist. Ich kann uns alle nur ermutigen: Lasst uns einen Blick nach draußen werfen. Von den Bäumen können wir so viel lernen. Schaut genau hin, wie sie wurzeln und wachsen, wie sie mit Widerständen umgehen, wie sie Früchte tragen. Ich glaube, mit etwas mehr Baumbewusstsein würden wir sehr, sehr viele Dinge auf dieser Erde anders sehen: was die Natur angeht, was uns und unsere Kinder angeht, was unsere Gesellschaften insgesamt angeht. Und wir können das Bild vom Baum auch auf das Thema unseres Buchs übertragen: Wenn wir überhaupt keine Verwurzelung mehr in der Erde haben – und das meine ich buchstäblich –, wenn wir sie also nicht mehr fühlen und schmecken und riechen, dann werden wir auch nicht begreifen, wie wichtig die Erde für uns ist. Und wenn wir nicht begreifen, wie wichtig sie für uns ist: Wie sollen wir sie dann wertschätzen? Wie sollen wir dieses wunderbare Geschenk Erde wertschätzen, wenn wir sukzessive alle Verbindungen zu ihr kappen? Und wenn wir sie nicht wertschätzen, warum sollten wir uns dann um sie kümmern? Was interessiert es mich, wenn irgendetwas kaputtgeht, wenn es mir sowieso wurscht ist?

Ohne Wertschätzung kein Problembewusstsein. Das erlebe ich immer wieder. Und genau das steckt ja auch in dem Wort „Wertschätzung“ drin: dass ich meinem Gegenüber einen Wert zuerkenne. Dass ich es schätze. Dass es mir wertvoll ist. Wenn die Erde aber so wenig Wert für uns hat und wir sie so wenig schätzen, na ja, dann ist uns auch das, was mit ihr passiert, egal. Dann ist uns sogar der Klimawandel egal, der die Erde mehr als alles andere bedroht.

Moment, das stimmt nicht ganz: Mehr als alles andere ist es der Mensch, der die Erde bedroht. Wir sind es, die die Erde bedrohen. Denn wir sind für den Klimawandel verantwortlich. Wenn wir uns also fragen, weshalb wir die Auswirkungen des Klimawandels auf Kinder unterschätzen, dann lautet die allererste Antwort ganz einfach: weil wir die Erde nicht schätzen.

Das heißt im Umkehrschluss: Wir können die Gefahren und Folgen des Klimawandels für unsere Kinder erst dann richtig einschätzen, wenn wir dazu bereit sind, den Klimawandel richtig einzuschätzen. Und das geht eben nur, wenn wir selbst, jede und jeder von uns, es lernen, die Erde wieder mehr wertzuschätzen. Wir können unsere Kinder nur dann schützen, wenn wir die Erde schützen. Das ist die Basis, von der alles abhängt. Man muss sich dazu vor Augen führen, dass Klimaschutz auch erstmal Gesundheitsschutz ist. Das ist das Grundbewusstsein, das wir wieder stärker in uns verankern müssen. Und das geht. Das ist ja das Schöne: Wir alle, ob wir nun Eltern sind oder nicht, können damit anfangen. Eine solche Bewusstseinsänderung beginnt einerseits immer individuell; sie wird in der Folge aber auch zu einem kollektiven Phänomen, indem wir uns Vorbilder nehmen oder selbst als Vorbilder wirken. Indem wir andere zur Wertschätzung der Erde anstiften und damit direkt etwas gegen den Klimawandel tun – und für unsere Kinder. Fangen wir direkt bei uns an. Fangen wir direkt an, etwas Gutes zu tun für unsere Kinder. Klimaschutz bedeutet dadurch Kinderschutz. Und wir alle können dazu beitragen.

Die Sensibilisierung für die katastrophalen Folgen des Klimawandels, gerade für unsere Schwächsten, die Kinder – und übrigens auch die Alten! – ist fundamental. Was wir dafür brauchen, sind engagierte Expertinnen und Experten, wir brauchen dafür aber auch uns alle. Wir alle dürfen nicht wegschauen oder weghören. Und das gilt nicht nur für die vielen Nachrichten, mit denen wir ständig konfrontiert werden. Für mich wird der Klimawandel im wahrsten Sinne des Wortes am sichtbarsten, wenn ich in die Berge gehe. Immer wenn ich mit meinen Kindern dort unterwegs bin, dann denke ich: Krass, die Berge sehen heute ganz anders aus, als ich sie in ihrem Alter gesehen habe. Die Berge und die Bäume, die Flüsse und Seen bei uns, die sind immer noch der Wahnsinn. Ich kann das Gefühl, das mich ergreift, auch nur ganz schwer beschreiben. Das ist jedes Mal wieder unbändig schön. Zugleich gibt es da aber auch etwas, das mich traurig macht, weil ich fast jedes Mal auch sehe, wie viel verloren gegangen ist. Nicht jede Veränderung ist schlecht, aber wenn ich Gletscher sehe, die mit den Riesen von früher kaum mehr etwas gemeinsam haben, dann trifft mich das brutal. Bei meinen Kindern ist das nicht der Fall, sie wissen ja nicht, wie das einmal gewesen ist. Ich schon! Und ich denke: Was werden meine Kinder ihren Kindern einmal zeigen können, wenn sie mit ihnen in die Berge gehen. Nur noch karges Gestein? Oder nicht einmal mehr das? Ich finde, dass jedes Kind in die Berge gehen und dort sehen sollte, wie schön die Natur ist – und wie bedroht sie ist.

Bestimmt ist das an den Meeren ähnlich, nur kenne ich mich dort nicht so aus. Deshalb spreche ich hier über die Berge, über meine Berge, mit denen ich aufgewachsen bin und die die Begleiter meiner Jugend waren, jeden Tag. Wenn sie kleiner werden oder abbröckeln, dann erscheint es mir, als bröckelten hier Jugendfreude, mit denen ich groß wurde und die mir vertraut und lieb sind.

Ich weiß noch, wie ich letztes Mal in Saas-Fee war, wo wir immer trainiert hatten, und nach oben schaute. Früher, da konnte ich von hier aus sofort den Gletscher sehen, majestätisch, gewaltig und irgendwie auch ehrfurchteinflößend. Und jetzt? Jetzt ist da keine Ehrfurcht mehr, sondern nur noch Mitleid. Trauer, weil ich den Gletscher von unten nicht mehr sehen kann. In solch einem Moment spüre ich einen Stich im Herzen, weil ich direkt vor Augen habe, was uns der Klimawandel raubt. Oder, besser: der Klimawandel, für den wir verantwortlich sind.

Denn auch wenn ich mich wiederhole: Wir sind es ja, die die Gletscher und Berge und Wälder verschwinden lassen. Wir sind es, die die Monokulturen erzeugen, die sich noch irgendwie mit den sich verschlechternden Naturbedingungen arrangieren können. Wie langweilig sind doch Wälder oder Felder, die alle gleich aussehen. Auf mich wirken sie wie geklonte Figuren einer riesigen Raps- oder Fichtenarmee. Nichts gegen Raps oder Fichten, bitte nicht falsch verstehen. Doch den Klimawandel sehen wir eben nicht nur in dem, was nicht mehr da ist, sondern auch in dem, was an die Stelle des Verschwundenen rückt. Natur ist aufregend. Der Klimawandel macht sie langweilig.

Das mag vielleicht nicht so entscheidend sein, wie es die psychischen und physischen Auswirkungen des Klimawandels auf den Menschen sind. Doch ich glaube, dass gerade das uns Menschen zu begreifen hilft, dass wir etwas verlieren und was wir verlieren. Denn genau daran können wir erkennen, was es bedeutet, dass wir die Erde krankmachen. Und wir können erkennen, wie eine gesunde Erde aussehen kann. Wer die Schönheit der Berge bei einem langen Aufstieg durch abwechselnde Wälder genießt, vorbei an Gänseblümchen oder Edelweißen, wer die frische Luft einsaugt, wer am Gipfel schwitzt und mit der Sonne vor Stolz um die Wette strahlt, wer all das erlebt – ganz ehrlich: Kann der akzeptieren, dass wir all das riskieren? Ich glaube es nicht. Im Gegenteil: Wer auf diese Weise die gesunde Erde erfahren hat, der wird alles dafür tun, dass auch seine Kinder eine gesunde Erde erfahren. Damit sie gesund aufwachsen. Deshalb bin ich zutiefst davon überzeugt: Einerseits müssen wir über die Gefahren des Klimawandels in den Kindergärten und Schulen aufklären, in den Familien vor allem. Wir müssen zeigen, was eine kranke Erde bedeutet. Doch wir müssen andererseits auch – und das ist mindestens genauso wichtig – mit unseren Kindern erleben, wie sich eine gesunde Erde anfühlt, wie sie riecht, was sie mit uns macht. Ich kann aus eigener Erfahrung sagen: Das macht süchtig. Und zwar im positiven Sinn.

Der Klimawandel trifft die Schwächsten: die Armen, die Alten – und unsere Kinder

Zur Bewusstseinsänderung, die so entscheidend ist, gehört ganz wesentlich die Sensibilisierung. Deshalb liegt mir dieses Buch auch so sehr am Herzen. Wir alle können die Auswirkungen des Klimawandels sehen. So wie ich es in den Alpen sehe, können wir sie an vielen, vielen anderen Orten erkennen und an anderen Anzeichen feststellen. Damit will ich sagen: Der Klimawandel ist nichts Abstraktes. Und auch seine Folgen sind nicht abstrakt. Und vor allem richtet er nicht nur Schaden in der Natur an, „nur", wohlgemerkt. Schon jetzt hat er massive Auswirkungen auf uns Menschen, und zwar weltweit, auch in Deutschland.

Mehr noch: Kinder sind durch den Klimawandel sowohl physisch als auch psychisch besonders stark gefährdet. Immer wieder lesen wir in der Zeitung von kleinen Kindern, die durch Hitzschlag umkommen, die an Dehydrierung leiden oder daran sterben. Wir hören von den Warnungen vor Feinstaub und lesen Meldungen, dass ganze Innenstädte quasi zu gesundheitlichen No-Go-Areas mutieren, weil die Luftverschmutzung so sehr in die Höhe geschossen ist, dass die Lunge brachial geschädigt werden kann.

Wenn ich so etwas mitbekomme, dann packt mich das ganz schön. Und ich denke mir: Wir müssen doch nur hinhören, wir müssen nur hinschauen, dann sehen wir die Auswirkungen des Klimawandels ganz direkt in unseren Städten und Dörfern, und das jeden Tag. Übersehen können wir es nur, wenn wir völlig blind durch den Alltag rennen oder uns taub stellen und es ignorieren. Und zwar gilt das gerade auch für uns hier in Deutschland.

Manchmal beschleicht mich das Gefühl, dass der Klimawandel und seine Bedrohungen als etwas Fernes auf uns wirken: Zeitlich erscheint uns all das weit weg und geografisch sowieso. Dass Millionen von Kindern jedes Jahr wegen Ernteausfällen verhungern, dass sie ihr Zuhause wegen Überschwemmungen verlieren, dass Millionen Menschen in Afrika oder Asien wegen des Klimawandels alles verlieren, das werden viele sofort eingestehen. Aber bei uns in Deutschland? Ach was! Und doch: Die gesundheitlichen Schäden, die ich oben beschrieben habe, passieren hier bei uns direkt vor der Haustüre.

Das Kinderhilfswerk der Vereinten Nationen UNICEF hat jüngst erst berichtet, dass im Jahr 2020 gut vier Millionen Kinder in Deutschland unter schweren Hitzewellen gelitten haben. Prognostiziert wird, dass, sollte es bei der derzeitigen Erderwärmung bleiben, im Jahr 2050 praktisch jedes Kind in Deutschland dem ausgesetzt sein wird. Jedes Kind! Das finde ich brutal. Erwiesenermaßen nehmen Allergien zu, für alle Altersstufen, und zwar mit schwerwiegenden Folgen. Dazu muss man wissen: Allergien sind keine Bagatellen, die mal eben ein bisschen Schnupfen verursachen, und irgendwann ist es auch wieder gut. Sie schränken die Lebensqualität massiv ein und können schwerste gesundheitliche Auswirkungen nach sich ziehen. Und all das wird durch die Folgen der Klimaveränderung verstärkt.

Hinzu kommen psychische Erkrankungen, die immer häufiger auftreten. Seit zwei Jahrzehnten existiert sogar ein eigener Begriff für eine besondere Form der Angst, die „Solastalgie". Damit wird das belastende Gefühl bezeichnet, das dann entsteht, wenn man erlebt, wie der eigene Lebensraum sich verändert oder zerstört wird. Geprägt hat diesen Begriff im Jahr 2005 der australische Philosoph und Umweltschützer Glenn Albrecht.

Und so harmlos, wie diese Klimaangst, heute auch oft „Klimaanxiety" genannt, möglicherweise klingt, ist sie bei Weitem nicht. In einem Interview sagte der Psychologe Stephan Heinzel dazu: „Typischerweise unter Klimaangst leiden vor allem jüngere Menschen. Frauen sind stärker betroffen und auch Menschen in Ländern, in denen die Auswirkungen des Klimawandels bereits heute deutlich spürbar sind. Erste größere Studien, die auch global durchgeführt worden sind, zeigen, dass jeder zweite Befragte zwischen 16 und 25 Jahren sich große oder extreme Sorgen wegen der Klimakrise macht." Diese Sorgen, so Heinzel weiter, führen zu Schlaflosigkeit, Konzentrationsschwierigkeiten und anderen Problemen. Noch krasser finde ich, was der Psychologe außerdem festgestellt hat: „Viele junge Menschen, also ich glaube es waren ungefähr 40 Prozent, die dem zugestimmt haben, sagen, dass sie aufgrund der Klimakrise keine Kinder mehr bekommen wollen. Das finde ich ein alarmierendes Zeichen." Alarmierend ist gar kein Ausdruck.

Diese Fakten sollten wir in Diskussionen und Debatten vorbringen. Wir sollten versuchen, unsere Mitmenschen die Gefahren für unsere Erde und unsere Kinder vor Augen zu führen. Nicht mit dem moralischen Zeigefinger, sondern einfach mit dem Verweis auf die Realität. Das sind wir den Generationen nach uns schuldig, denn klar ist: Kinder sind die Schwächsten einer Gesellschaft. Die Schwächsten trifft der Klimawandel am härtesten – und da passt der alte Spruch gut: „Man erkennt den Wert einer Gesellschaft daran, wie sie mit ihren Schwächsten umgeht."

Was Gesundheit für mich bedeutet

Ein kurzer Exkurs an dieser Stelle, weil mir eine Frage häufig gestellt wird. Und zwar die, ob das denn überhaupt zusammenpasst, Profiskisport und Umweltschutz. Ob Skisport und Nachhaltigkeit gemeinsam funktionieren können, oder ob es nicht vielmehr so ist, dass sie sich ausschließen. Erst einmal ist klar: Der Skisport an sich ist nicht schuld am Klimawandel. Natürlich ist er Teil des Tourismus und damit einer ganzen Industrie, und die schafft Tausende von Arbeitsstellen, was ich in meiner Heimatgemeinde Garmisch-Partenkirchen bzw. im gesamten Alpenraum jeden Tag beobachten kann. Das Wegbrechen dieses Wirtschaftszweiges wäre für ganze Regionen der strukturelle Tod, daran gibt es keine Zweifel.

Aber zugleich können wir nicht die Augen davor verschließen, dass das Skifahren sich brutal verändert hat. Das beginnt bei den Preisen, die so sehr in die Höhe geschossen sind, dass sich eine normale Familie eine Woche Skiferien kaum noch leisten kann. Vermutlich wird sich diese Entwicklung auch nicht mehr rückgängig machen lassen, wenn durch den Klimawandel die Wirtschaftlichkeit vieler Skigebiete immer schwieriger wird bzw. wenn eine große Nachfrage auf immer weniger Angebot stößt. Es ist relativ wahrscheinlich, dass in den Alpen Pisten, die unterhalb von 1200 Metern liegen, kaum noch rentabel betrieben werden können, zu teuer wäre die benötigte Technik. Wobei die Schneekanonen nur die offenkundigsten Kostenbringer sind, von der Energie für Lifte und andere dann notwendige Gerätschaften will ich hier gar nicht reden. Seit Jahren versuchen Expertinnen und Experten Konzepte zu entwickeln, um nachhaltigen Skisport auch in Zukunft zu ermöglichen.

Ich glaube, dass das nicht nur in wirtschaftlicher Hinsicht von großer Bedeutung ist. Ich denke auch an die Freude, die die Menschen auf der Piste und um die Pisten herum verspüren, an das Leuchten in den Augen der Kinder, die ihren ersten Slalom gefahren sind, an die Erinnerungen der Großeltern an längst legendäre Skiabenteuer. All das sollten wir zu erhalten versuchen, doch das funktioniert nur, wenn wir innovative Konzepte finden. Und eines ist natürlich auch ganz klar: Wir werden massive Veränderungen erleben. In der Art und Weise und auch in der Breite, in der wir in der Vergangenheit Ski fahren konnten, werden wir das in der Zukunft vermutlich nicht mehr können.

Schließlich möchte ich noch auf eine Folge des Klimawandels eingehen, die uns alle, vor allem aber unsere Kinder trifft. Wir haben oben, als wir uns mit den Gefahren beschäftigten, die die Erderwärmung mit sich bringt, schon das wachsende Auftreten von Hitzewellen erwähnt. Hitze belastet den menschlichen Körper enorm, vor allem ist das bei Kindern und älteren Menschen der Fall. Aber selbst wenn wir nicht von extremen Hitzewellen ausgehen, sondern grundsätzlich von mehr heißen Tagen, stehen wir vor Problemen. In gekühlten Räumen mögen bestimmte Gradzahlen noch erträglich sein; doch erstens ist das nur eine Vermeidungsstrategie, zweitens aber sorgt das dafür, dass ausgerechnet das zu kurz kommt, was ohnehin viel zu viele Menschen, viel zu viele Kinder vernachlässigen: Bewegung.

Bewegung, Ernährung und Kreativität, das sind für mich die drei Säulen unserer Gesundheit. Das, was wir zu uns nehmen, das ist unser Benzin, der Treibstoff für unseren Motor, für unseren Körper. Die Bewegung ist elementar, denn ohne Bewegung gibt es kein gesundes Leben.

Wobei ich Bewegung nicht nur körperlich verstehe, sondern auch mental und geistig. Da kommt dann die Kreativität ins Spiel, der dritte wichtige Aspekt der Gesundheit. Nur wenn wir kreativ sind, sind wir gesund und bleiben es auch. Wer sich immer nur wie abgestumpft berieseln lässt, wird keine Kreativität entwickeln. Und wer keine Kreativität entwickelt, der wird unbeweglich. Es gibt zahlreiche Studien, die nachweisen, wie wichtig es für Kinder ist, aber zum Beispiel auch für ältere Menschen, dass sie im Kopf beweglich bleiben, dass sie kreativ aktiv sind und etwas tun, egal was. Das kann mit dem Kopf geschehen, das kann etwas Handwerkliches sein, was auch immer. Wer kreativ ist, bleibt länger fit. Körperlich und geistig.

Wenn wir uns im Zuge der Erderwärmung immer weniger bewegen, werden wir unbeweglich, psychisch und physisch sowieso. Das ist ja auch verständlich, denn wie soll man mitten in der Stadt, bei glühender Betonhitze, ein paar Runden drehen oder auf dem Bolzplatz kicken? Das wäre ein großes Risiko für die Gesundheit. Aber das bedeutet, dass der Klimawandel nicht nur direkt, sondern auch indirekt fatale Folgen für die körperliche und geistige Gesundheit unsere Kinder hat, weil er verhindert, dass sie rausgehen, Sport machen, sich bewegen. Gerade bei diesem Thema wird klar, wie sehr die Gleichung stimmt: kranke Erde, kranke Kinder – gesunde Erde, gesunde Kinder.

Wir werden sicher einige technische und innovative Lösungen finden, um die Auswirkungen des Klimawandels abzumildern. Aber erstens wird das nicht überall und für jeden der Fall sein, sondern nur für eine wohlhabende Minderheit, und das meine ich nicht nur in Bezug auf Regionen wie Europa oder Amerika im Gegensatz etwa zu Afrika. Auch bei uns in Deutschland wird das eine Frage des Budgets sein, da müssen wir uns nichts vormachen. Zweitens spricht zwar nichts dagegen, dass wir versuchen, immer neuere und bessere Technologien zu entwickeln, doch das ist ein Rennen, das wir nicht gewinnen können. Wir können noch so brillant und innovativ sein, ohne eine echte Veränderung unseres Mindsets und ein Umdenken, ein „Umleben", werden wir am Ende der erste Verlierer sein.

Ich finde es deshalb wichtig, dass wir lösungsorientiert denken. Wir müssen immer wieder die Ursachen und die Auswirkungen des Klimawandels deutlich ansprechen. Nur so wird es uns hoffentlich gelingen, die Dramatik der Situation im Bewusstsein unserer Gesellschaft zu verankern, kollektiv und bei jedem Einzelnen.

Doch solche Anstrengungen helfen nichts, wenn dadurch die Zukunftsangst noch größer wird. Wenn schon so viele Jugendliche an Klimaanxiety leiden, sollten wir eine Balance finden: Gefahren benennen, aber zugleich nicht in Weltuntergangsstimmung abstürzen. Wir befinden uns nicht in einer neuen Version von Apocalypse now. Wir können Dinge ändern, wir können etwas gegen den Klimawandel tun. Und das beginnt damit, dass wir uns eben nicht von Ängsten lähmen lassen.

Ich werde in den folgenden Kapiteln noch stärker darauf eingehen, vor allem im vierten Kapitel, wenn es konkret um die Rolle von uns Eltern geht. Für mich war das früher im Sport schon ein Mantra: „Mit Respekt, aber nie mit Angst, sondern immer positiv." Lasst uns unseren Kindern zurufen: Seid mutig, probiert etwas aus, stemmt euch gegen das, was euch Angst macht. Geht an eure Grenzen, macht Fehler, aber traut euch etwas. Nur mit diesem Bewusstsein, das wir von klein auf lernen sollten, können wir die großen Aufgaben angehen, zu denen der Klimawandel ganz sicher gehört. Wir brauchen eine Mutkampagne in den Familien, Vereinen und Kindergärten, an den Schulen und an vielen anderen Einrichtungen. Wir können Vertrauen in die Menschen um uns herum haben und sie ermutigen, mit uns für einen Bewusstseinswandel zu kämpfen, im Kleinen und im Großen. Angst kann mit einer positiven Einstellung auch Kräfte freisetzen. Doch Höchstleistungen erzielst du damit nicht. Deshalb halte ich den folgenden Dreischritt in Bezug auf den Klimawandel für entscheidend: informieren – motivieren – agieren. Damit brechen wir aus dem Käfig der Klimaangst aus und nehmen unser Schicksal selbst in die Hand. Wir können etwas tun für die Gesundheit – für unsere Gesundheit und die Gesundheit unserer Erde.

← Meine Fragen an den Experten

Dr. Christof Wettach habe ich zum ersten Mal im Zuge des fit-4future-Kongresses in Bad Griesbach 2022 kennengelernt. Er ist niedergelassener Kinderarzt und leitet die Arbeitsgruppe Pädiatrie bei KLUG, der Deutschen Allianz Klimawandel und Gesundheit e. V. Gemeinsam mit Kolleginnen hat er ein sehr interessantes Positionspapier geschrieben, mit dem Titel „Kinder vor den Folgen der Klimakrise schützen". Er kennt somit alle Perspektiven, als Arzt, als Wissenschaftler, als aufgeklärter Mensch, der sich über die Maßen für die Sache einsetzt, und eben auch als Vater, den die aktuelle Entwicklung persönlich sehr beschäftigt.

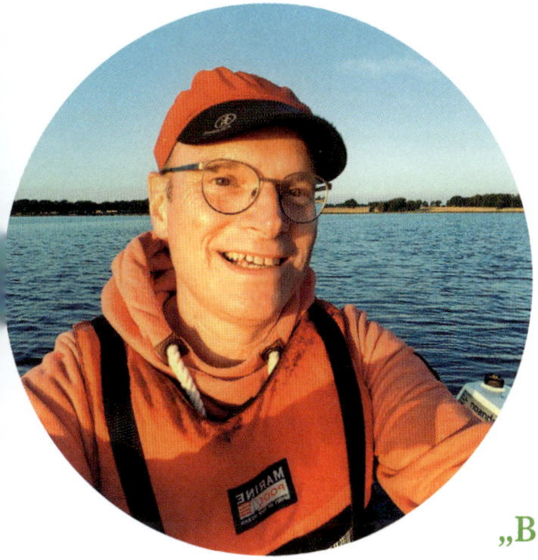

„Bewegen macht schlau und hält gesund – draußen besser als drin."

Dr. Christof Wettach

FELIX: Der Klimawandel hat direkte und indirekte Auswirkungen auf die Gesundheit unserer Kinder. Wir müssen jetzt handeln, um ihre Zukunft zu sichern und sie vor den drohenden gesundheitlichen Gefahren zu schützen. Darauf können wir uns, glaube ich, alle einigen. Lieber Christof, nimm uns doch bitte mal mit in die komplexen Zusammenhänge des Klimawandels.

CHRISTOF: „Jetzt" – das ist das entscheidende Wort, Felix! Wir müssen jetzt handeln, und so komplex sind die Zusammenhänge im ersten Schritt gar nicht.

Was brauchen wir Menschen, was brauchen insbesondere unsere Kinder, um gesund aufzuwachsen und alt werden zu können? Wir benötigen saubere Luft zum Atmen, sauberes Wasser zum Trinken, giftfreie Böden, auf denen Pflanzen zum Essen wachsen können, erträgliche Temperaturen und ein friedliches Miteinander. Alle fünf Bereiche sind aktuell in Gefahr und damit auch die Gesundheit unserer Kinder und Jugendlichen.

Gesunde Kinder gibt es nur auf einer gesunden Erde, und so stellen sich aus meiner Sicht zunächst zwei Fragen. Erstens: Ist die Erde gesund? Und zweitens: Welche Krankheiten drohen uns denn in den kommenden Jahren?

Die erste Frage, ob die Erde gesund ist, lässt sich leider kurz und knapp beantworten. Nein, das ist sie nicht! Wir verschmutzen mit unserem Lebensstil die Luft, das Wasser und die Böden. Wir beschleunigen das Artensterben, und Plastikinseln, so groß wie Europa, treiben im Meer. Durch gigantische Mengen an Treibhausgasen erhitzen wir die Erde und die Meere. Gletscher schmelzen ab, Extremwetterereignisse häufen sich, genauso wie Überschwemmungen und auch extreme Trockenheit. All das klingt beängstigend – und das ist es auch! Wir haben die Lebensgrundlage nachfolgender Generationen kaputtgemacht und sollten uns rasch und mit allen uns zur Verfügung stehenden Mitteln daran machen, dies zu ändern. Für unsere Kinder!

FELIX: Plastikinseln so groß wie Europa? Unfassbar! Du hattest auch die Krankheiten angesprochen, die uns durch den Klimawandel bevorstehen. Worauf müssen wir uns einstellen?

CHRISTOF: Wie es um die Erde steht, haben wir gerade gehört. Auch der Umkehrschluss gilt, eine kranke Erde macht unsere Kinder krank. Und das geht schon vor der Geburt los. Bei fünf aufeinanderfolgenden Tagen über 30 Grad Celsius steigt die Rate der Frühgeburten um das Fünffache an. Und weiter geht es in der frühen Kindheit: Kinder in den ersten Lebensjahren haben ein hohes Risiko, an Hitze- und UV-bedingten Erkrankungen wie Sonnenstich, Sonnenbrand oder Hitzschlag zu leiden. Schon jetzt zeigen Auswertungen von Krankenkassendaten eine deutlich höhere Inanspruchnahme der kinderärztlichen Versorgung an heißen Tagen. Hitze in Kombination mit Feinstaub führt zur Bildung von bodennahem Ozon, was insbesondere im Kindesalter die Atemwege langfristig schädigen kann. Zunehmende Temperaturen werden dazu führen, dass es auch in Deutschland Tropenerkrankungen gibt, vereinzelt tritt bereits seit 2019 in den ostdeutschen Bundesländern das Westnil-Fieber auf. In Süddeutschland hat die Tigermücke Einzug gehalten. Es ist nur eine Frage von Monaten oder vielleicht Jahren, bis wir hier Krankheiten wie das Dengue-Fieber haben, das eigentlich nur in tropischen und subtropischen Gebieten vorkommt. In Norditalien ist es bereits angekommen. Zunehmende Hitze sorgt auch für ganzjährig auftretende Allergien, was eine hohe Belastung für uns Menschen darstellt. Zudem führt Hitze zu weniger Bewegung, was zu noch mehr Übergewicht führen wird.

Und lass mich diesen Punkt noch hinzufügen: Besonders besorgniserregend ist, dass wir deutlich mehr psychische Probleme sehen. Die Zunahme posttraumatischer Belastungsstörungen nach Extremwetterereignissen ist messbar und führt zu lebenslang traumatisierten Kindern. 80 Prozent der Jugendlichen und jungen Erwachsenen haben Klimaangst, sie fürchten sich vor dem, was auf sie zukommt, und sie sehen, dass die Erwachsenen einfach so weitermachen, als gäbe es keinen Grund zur Sorge. So nehmen auch depressive Verstimmungen zu, und sogar Selbstmorde sind an heißen Tagen häufiger. Das ist sehr besorgniserregend, oder?

FELIX: Ohne Zweifel ist es das. Wahnsinn! Wenn du sagst, dass Kinder und Jugendliche Angst haben – und die Zusammenhänge, wie du sie beschrieben hast, liegen für mich eindeutig auf der Hand –: Wie können wir in der Gesellschaft – und auch bei unseren Lesern – ein Bewusstsein für die Zusammenhänge herstellen? Müssen erst noch weitere Forschungsergebnisse abgewartet werden, weil man noch mehr Zusammenhänge verstehen muss, oder was ist das Thema?

CHRISTOF: Das Wissen über die Zusammenhänge ist seit mehr als 50 Jahren bekannt. Die Frage, die auch ich mir immer wieder stelle, ist: Warum ändert sich dann so wenig. Ich beschreibe mal, was wir bereits tun und was man zusätzlich noch tun muss. Diese Aufzählung ist sicherlich nicht erschöpfend. Wir kennen die Fakten und suchen allerlei Ausreden, um nichts ändern zu müssen. Vielleicht aus Bequemlichkeit, vielleicht aus einem Vertrauen heraus, dass es ein anderer schon richten wird.

Wir Kinder- und Jugendärzte weisen in den Vorsorgeuntersuchungen auf die Zusammenhänge zwischen Klimawandel und

Gesundheit hin. Schon in Kitas und Schulen sollten diese Zusammenhänge deutlich gemacht und gemeinsam nach Lösungswegen gesucht werden. Ich habe die Hoffnung, nein, ich bin mir sicher, dass unsere Kinder die nötigen Veränderungen schon bald von uns einfordern werden. Programme wie *Wasserschulen* und *Naturhelden* der Initiative *Gesunde Erde. Gesunde Kinder.* tragen dazu bei, die notwendige Sensibilisierung herzustellen. Verhaltens- und Verhältnisprävention sind hier der Schlüssel. Zum einen müssen wir uns anpassen und uns entsprechend verhalten, zum anderen müssen wir die Rahmenbedingungen herstellen, d. h. die Verhältnisse, in denen wir leben, um auch in Zukunft gesund zu sein und zu bleiben.

FELIX: Auf die Kitas und Schulen gehen wir gleich noch mal ein. Zuerst möchte ich bei dem Gedanken bleiben: Was sind deiner Meinung nach die wichtigsten Maßnahmen, die wir jetzt ergreifen müssen, um Kinder vor den gesundheitlichen Folgen des Klimawandels zu schützen?

CHRISTOF: Bezüglich des Klimawandels gibt es nur eine einzige Maßnahme, die hilft, die Kinder zu schützen: Die Treibhausgase müssen in allen Bereichen so schnell wie möglich sinken. Das gilt für die Bereiche Energie, Ernährung und Verkehr. Natürlich können jetzt viele sagen: Welchen Impact habe ich denn als Einzelner in diesen Bereichen? Ich finde, das ist viel zu kurz gedacht. Man würde sich wundern, was passiert, wenn der Einzelne anfängt anzuerkennen, dass er gar nicht allein ist. Es sind die kleinen Handgriffe, die dazu beitragen, eine Veränderung herbeizuführen, wenn es darum geht, z. B. mehr pflanzlich basiert zu essen, öfter mal das Auto zu Hause stehen zu lassen oder auch die Heizung um ein bis zwei Grad runterzustellen.

Nur wenn wir alle, ich meine uns Individuen, die Wirtschaft und Industrie, wenn wir also alle zusammen Veränderungen in diesen Bereichen in Angriff nehmen, dann kann die globale Temperaturerhöhung gestoppt werden. Und nur so ist überhaupt noch gesundes Leben denkbar. Daneben müssen selbstverständlich die Verschmutzung von Wasser und Luft und die Überdüngung und Vergiftung der Böden beendet werden. Diese vier Bereiche sind Grundlage eines gesunden Lebens für unsere Kinder.

FELIX: Die Aufgabe ist verstanden. Und auch wenn alles ein wenig deprimierend klingt, das Schöne ist, dass wir es auch selbst in der Hand haben. Zum Beispiel das Thema Schulen, in denen unsere Kinder viel Zeit verbringen. Was können Schulen und Bildungseinrichtungen deiner Meinung nach tun, um sowohl die physischen als auch die psychischen Belastungen für Kinder durch den Klimawandel zu minimieren?

CHRISTOF: Als Menschen haben wir die Wahl, ungesund zu leben und zu hoffen, dass Ärzte das in der Behandlung irgendwie wieder geradebiegen. Oder wir leben gesund. Das nennt sich Gesundheitsförderung und Prävention – das Vorbeugen von Krankheiten. Wie gesundes Leben geht, das muss meines Erachtens schon in Kitas und Schulen ein zentrales Thema sein. Gesundes Essen ist zugleich nachhaltiges Essen, aktive Bewegung ist zugleich nachhaltige Mobilität. Gut fürs Klima und besonders gut für Jung und Alt. Dies alles schon von klein auf zu erleben und vor allem selbst zu erfahren, ist prägend für das ganze Leben. Und so wird gesundes und nachhaltiges Leben plötzlich ganz normal, wie wenn ich den Helm beim Fahrradfahren aufsetze. Ich mache das einfach, weil's schlau ist. Die Natur zu erleben, ist dabei ganz wichtig, also zu sehen, wie Gemüse gepflanzt wird und wächst, wie die Jahreszeiten auf der Haut zu spüren sind, den Geruch des Waldes, der Wiesen kennenzulernen, über ein Bächlein zu springen und das kühle Nass im Gesicht zu fühlen. Und dabei spielerisch die Welt zu erfahren, Zusammenhänge zu erfassen, neue Ideen auszuprobieren. Das stärkt die Selbstwirksamkeit und macht resilient. Beides Faktoren, die bei der Vermeidung psychischer Erkrankungen von großer Bedeutung sind. Bekannt ist auch, dass Menschen, die regelmäßig im Wald unterwegs sind, seltener psychische Krankheiten haben. Was spricht also dagegen, dass die Kinder – und selbstverständlich auch Erwachsene – wieder mehr Zeit in der Natur verbringen?

Besonders wichtig wird in den kommenden Jahren die Temperaturmessung an Bildungseinrichtungen sein. So sehen wir, bei welchen Temperaturen unsere Kinder lernen. Bekanntermaßen arbeitet unser Gehirn bei Temperaturen über 28 Grad Celsius deutlich langsamer. Das hat enorme Auswirkungen auf die Konzentration, etwa bei Klassenarbeiten, die in die Mittagszeit gelegt werden. Sollte es beispielsweise an Schulen kein Hitzefrei mehr geben, braucht es Alternativen, wie man Kinder und Jugendliche bei zunehmend heißen Tagen unterrichtet. Dann heißt es: kühlere Räume, sonnenabgewandte Klassenzimmer verwenden, Pausenhöfe mit großen Bäumen beschatten und Trinkbrunnen anbieten. All das braucht es schon ganz, ganz bald. Das kostet natürlich viel Geld, aber es gibt ganz klar keine Alternative.

FELIX: Du hast darüber gesprochen, dass wir wieder mehr Zeit in der Natur verbringen sollen. Aber wie kann Bewegung in der Natur trotz zunehmender Umweltbelastungen und Hitzewellen weiter gefördert werden, um Kinder gesund zu halten?

CHRISTOF: Du hast es in deinem Programm *Beweg dich schlau!* auf den Punkt gebracht: Bewegen macht schlau, bewegen hält gesund! Heute lassen wir uns viel zu häufig von Autos, Schiffen oder Flugzeugen bewegen. Aus Sicht der Bewegung muss die erste Veränderung lauten: statt fossilem Antrieb, mehr Muskelkraft! Das ist gut fürs Klima und doppelt gut für uns und damit auch für unsere Kinder. Wir setzen uns in aller Regel nur für das ein, was wir kennen und lieben. Insofern müssen wir die Kinder in die Natur mitnehmen, als Familien, aber auch in den Kitas und Schulen. Und das Coole ist, im Wald ist es an heißen Tagen bis zu 10 Grad Celsius kühler als in Dorf und Stadt. Hier lässt es sich aushalten. Der Aufenthalt in der Natur, insbesondere im Wald, lässt uns Hitzewellen leichter überstehen. Das setzt allerdings voraus, dass wir die Wälder schützen. Bewegung im Freien wird sich über kurz oder lang an die neuen Temperaturen und das bodennahe Ozon anpassen müssen. Kühle Temperaturen morgens und abends nutzen, mittags Siesta halten, wie schon jetzt in den südeuropäischen Ländern, das ist der Plan. Bewegen macht schlau und hält gesund – draußen besser als drin.

FELIX: Glaubst du daran, dass wir es schaffen können?

CHRISTOF: Der Professor für Physik und Wissenschaftsjournalist Harald Lesch hat einmal auf die Frage, ob er denn glaube, dass wir es schaffen, unseren Kindern eine lebenswerte Erde zu hinterlassen, geantwortet: „Der Kopf sagt nein, das Herz sagt ja!“

Beherzt die nötigen Veränderungen anpacken, das ist jetzt angesagt. Die Liebe zur Natur zu stärken, indem wir gemeinsam mit unseren Kindern nach draußen gehen und die Natur hautnah erleben. Das ist die Grundlage für den Schutz ebendieser

Natur. Auf das, was uns wichtig ist, passen wir besonders gut auf. Die Liebe und Nähe zur Natur sind vielen Erwachsenen leider abhandengekommen. Dies zu ändern, ist nun unser Auftrag. Bewegen in der Natur hält psychisch und körperlich gesund. Clever also, in die Natur rauszugehen, sich für sauberes Wasser und saubere Luft, für giftfreie Böden und die Reduktion der Treibhausgase starkzumachen. Wie schon angedeutet, sind das die Stellschrauben, um die Temperaturen noch erträglich zu halten und gemeinsam Selbstwirksamkeit zu spüren. Gesunde Kinder gibt es nur auf einer gesunden Erde. Schaffen wir es nicht, werden wir kranke Kinder auf einer kranken Erde haben. Das darf aber nicht sein! Deswegen möchte ich hier den Aufruf an alle Leser machen: Setzen wir uns gemeinsam ein, für unsere Kinder und unseren einzigen, schönen Planeten.

FELIX: Da bin ich sofort dabei. Was dazu notwendig oder mit Sicherheit hilfreich ist, sind Vorbilder, an denen sich die Kinder orientieren können. Wer sind denn solche Vorbilder?

CHRISTOF: Viele denken, du, Felix, oder ich als Arzt, wir seien Vorbilder. In Wirklichkeit aber ist jeder Erwachsene Vorbild für sein Kind – und das muss jeder Vater, jede Mutter verinnerlichen. Darauf weise ich immer wieder hin. Wie wir uns bewegen, ob aktiv oder im Auto, wie und was wir essen, wie wir Urlaub machen, wie wir uns für Arten- und Umweltschutz einsetzen oder eben auch nicht – all das schauen sich unsere Kinder an und ahmen es nach. Jeder von uns ist ein Vorbild. Alle sind wir Vorbilder! Wir legen die Grundlagen für Gewohnheiten. Deshalb müssen wir uns drei Fragen stellen:

- → Was will ich für ein Mensch sein auf diesem Planeten?
- → Wie gehe ich mit anderen um, mit Menschen, Tieren und Pflanzen?
- → In was für einer Welt sollen meine Kinder leben?

Ein jeder wird diese Fragen für sich beantworten und wird sich später von seinen Kindern fragen lassen müssen: Was hast du für mein Leben gemacht, Mama? Wie hast du für meine Lebensgrundlage gesorgt, Papa? Um hier eine möglichst gute Antwort geben zu können, ist es wichtig, wie man sich zu den oben gestellten Fragen positioniert. Es ist aber auch wichtig, wie wir uns zu den oben gestellten Fragen positionieren. Motivation kommt nicht durch den erhobenen Zeigefinger. Auch kann ich nicht von der Regierung erwarten, dass sie alle Probleme mit immer komplizierteren Gesetzen oder Verboten für uns löst. Druck von außen führt zu Widerstand – und dann ist das Gegenteil erreicht. Klimaschutz wird so plötzlich vom erstrebenswerten Ziel zur lästigen Pflicht. Wir müssen die Veränderung selbst wollen und umsetzen, zunächst bei uns zuhause, an unserer Arbeitsstelle, in unserer Freizeit und im lokalen politischen Umfeld. So werden unsere Wirkungskreise immer größer. So entsteht Begeisterung, so tragen wir unseren Teil dazu bei, dass die Erde lebenswert bleibt. Und dann können wir der Frage unserer Kinder nach dem Erhalt der Lebensgrundlage entspannt entgegenblicken. Es ist aber wichtig, JETZT zu handeln.

FELIX: Ich hatte vorhin über Zukunftsängste unserer Kinder bezogen auf das Klima gesprochen. Wie können Eltern ihre Kinder dabei unterstützen, mit diesen Ängsten umzugehen und trotzdem ein gesundes und glückliches Leben zu führen? Wie unterstützt du zum Beispiel deine Kinder?

CHRISTOF: Zunächst müssen wir klarmachen, Klimaangst ist erst einmal keine Krankheit. Wer angesichts der oben beschriebenen Aussichten keine Angst hat, um den mache ich mir eher Sorgen. Angst zu haben ist also erstmal richtig. Nun gibt es zwei Arten von Angst, die eine, die uns lähmt – die können wir hier gar nicht brauchen –, und die Angst, die uns ins Handeln bringt. Und die wird dringend benötigt. Nun hilft dieses Wissen den Kindern und Jugendlichen nicht, solange sie das berechtige Gefühl haben, die Erwachsenen nehmen die Sache nicht wirklich ernst und gehen die notwendigen Veränderungen nur halbherzig oder gar nicht an.

Da wird mir eher angst und bange! So verursachen wir nämlich lähmende Angst, die dann zu Krankheiten wie Depression und Angststörung führt. Wie können wir nun unsere Kinder unterstützen? Indem wir ihnen glaubhaft sagen: „Ich habe verstanden!“ Und indem wir uns dann für Klimaschutz, Umweltschutz und Artenschutz einsetzen, gemeinsam mit unseren Kindern. So zeigen wir, dass das eine Gemeinschaftsaufgabe ist. Gemeinsam sind wir stärker. Wir wollen und werden euch eine Erde hinterlassen, auf der ihr gesund alt werden könnt.

FELIX: Welche langfristigen Auswirkungen befürchtest du für die kommende Generation, wenn wir jetzt nicht handeln, um den Klimawandel einzudämmen?

CHRISTOF: Wir gucken in Deutschland ja gerne nur auf uns. Diese Thematik müssen wir aber global betrachten. Du, Felix, bist ja in vielen Ländern unterwegs und hast Veränderungen direkt beobachten können. Wenn wir die Auswirkungen direkt betrachten wollen, dann schauen wir insbesondere in den globalen Süden, d. h. in Länder, die politisch, wirtschaftlich und gesellschaftlich schlechter gestellt sind. Hier sehen wir deutlich, was der Klimawandel für die kommende Generation vor Ort bedeutet. Aktuell haben weltweit zwei Milliarden Menschen keinen freien Zugang zu sauberem Wasser. Was ist zu tun, wenn es kein Wasser gibt? Die Menschen haben zwei Möglichkeiten: verdursten oder sich auf den Weg machen. Momentan gibt es weltweit zwanzig Millionen „Klimaflüchtlinge", Menschen, die loslaufen, um etwas zu trinken zu bekommen. Im Jahr 2050 werden das bereits 200 Millionen Menschen sein. Was geht das uns an? Ich lebe in Offenburg, im Süden Deutschlands, und wir haben momentan 30 bis 40 Tage über 30 Grad Celsius pro Jahr. Bereits in 20 Jahren werden wir hier 80 Tage mit Temperaturen zwischen 30 und 45 Grad Celsius haben, im Jahre 2100 sind es dann 120 Tage mit Temperaturen zwischen 30 und 45 Grad Celsius. Selbst wenn ich die 30 Urlaubstage abziehe, an denen ich es vielleicht gerne warm habe, bleiben 90 Tage mit momentan noch unvorstellbar hohen Temperaturen, bei denen die Kinder in die Kitas und Schulen und wir zur Arbeit müssen. Ich finde das eine extrem bedrohliche Vorstellung. Dass es heißer wird, können wir nicht mehr beeinflussen, aber WIE heiß es wird, das haben wir in der Hand. Die dringende Frage ist: Wann werden wir starten, etwas dagegen zu tun? Die Antwort ist: Jetzt, sonst ist es zu spät!

FELIX: Vielen Dank, Christof, deine Worte nehme auch ich mir sehr zu Herzen. Das waren spannende Einblicke, interessante Fakten und aus meiner Sicht sehr gute und wichtige Anstöße. Nun stelle ich mir noch die Frage: Was machen wir mit dieser Erkenntnis? Wie kommen wir ins Handeln? Wenn ich das Gespräch Revue passieren lasse, nehme ich aus meiner Perspektive einen zentralen Aspekt mit: Jeder von uns muss jetzt beginnen, sein Leben zu verändern. Der kleinste Schritt zählt und hilft, unsere Rolle als Vorbilder wahrzunehmen und Motivatoren für unsere Kinder und mit unseren Kindern zu sein.

Praktische Impulse

Liebe Leser, Christof und ich haben uns noch weiterführende Gedanken gemacht und präsentieren euch unsere Top 5, wie wir alle gemeinsam ins Handeln kommen können. Nehmt diese Top 5 als Impulse mit. Es wird diejenigen von euch geben, die schon lange dabei sind und die Impulse bereits umsetzen. Ihr alle könnt euch bestätigt fühlen, dass ihr schon sehr viel macht. Und all diejenigen, die wir bis hierher motivieren konnten, sollten klein starten und sich nicht bei der Umsetzung verunsichern lassen. Denkt euch immer: Auch der längste Weg beginnt mit dem ersten Schritt. Hört sich abgedroschen an, aber es steckt sehr viel Wahrheit drin. Und ihr werdet sehen, dass es ganz schön viel Spaß macht, Dinge zu verändern, und die Veränderungen werden euch zufrieden machen. Viel Spaß bei der Umsetzung wünschen euch Felix und Christof.

TIPP NR. 1. DENKT DARAN, IHR SEID EIN VORBILD – JEDEN TAG!

Kinder lernen durch Beobachtung. Zeigt durch euer eigenes Verhalten, wie klimafreundliches Leben geht. Geht öfter zu Fuß oder fahrt mit dem Rad, esst bewusster, konsumiert weniger. Euer Alltag ist die Bühne, auf der ihr Veränderung sichtbar macht. Für eure Kinder, Nachbarn und euren Freundeskreis.

Ihr werdet sehen, wie schnell sich vor allem Kinder an euch orientieren. Sprecht mit eurem Umfeld darüber. Gemeinsam schafft man Veränderungen leichter.

TIPP NR. 2. STELLT AUF KLIMAFREUNDLICHE ERNÄHRUNG UM!

Überdenkt euren Konsum von Fleisch- und Milchprodukten und greift immer öfter zu pflanzlicher, regionaler und saisonaler Kost. Damit schützt ihr nicht nur das Klima, sondern ihr zeigt auch, dass Genuss und Nachhaltigkeit wunderbar zusammenpassen. Denkt immer daran: Man ist, was man isst! Im Ernst: Ihr schont damit nicht nur die Umwelt, in erster Linie macht ihr damit etwas Gutes für eure Gesundheit. Das solltet ihr euch wert sein!

TIPP NR. 3. GEHT RAUS, GEHT MIT EUREN KINDERN IN DIE NATUR!

Verbringt regelmäßig gemeinsam Zeit draußen: im Wald, auf der Wiese oder am Wasser. Natur erleben fördert Gesundheit, Resilienz und Umweltbewusstsein. Wenn wir spüren, was wir verlieren könnten, nämlich die Natur, dann setzen wir uns auch mit Herz dafür ein.

TIPP NR. 4. MACHT EUER ZUHAUSE KLIMAFREUNDLICH!

Dreht die Heizung ein oder zwei Grad runter, nutzt Ökostrom, schaltet Licht konsequent aus und dämmt, wo es geht. Jeder Handgriff zählt, ihr senkt den CO_2-Ausstoß, schützt Ressourcen und macht euer Zuhause zukunftstauglich. Klimaschutz beginnt auch an eurer Steckdose.

TIPP NR. 5. BEWEGT EUCH – MIT MUSKELKRAFT STATT MIT MOTOR!

Lasst das Auto öfter stehen und geht zu Fuß, nehmt das Rad oder fahrt mit den öffentlichen Verkehrsmitteln, z. B. zum Einkaufen, zum Training, zur Arbeit oder beim Ausflug am Wochenende, einfach, wo es passt. Bewegung stärkt die Gesundheit, eure und die eurer Kinder. Und sie spart dabei CO_2. Wer sich bewegt, verändert was: am Klima, im Kopf und im eigenen Leben.

Nehmt als Fazit mit: Klimaschutz ist vor allem Gesundheitsschutz, und ihr selbst profitiert davon am meisten.

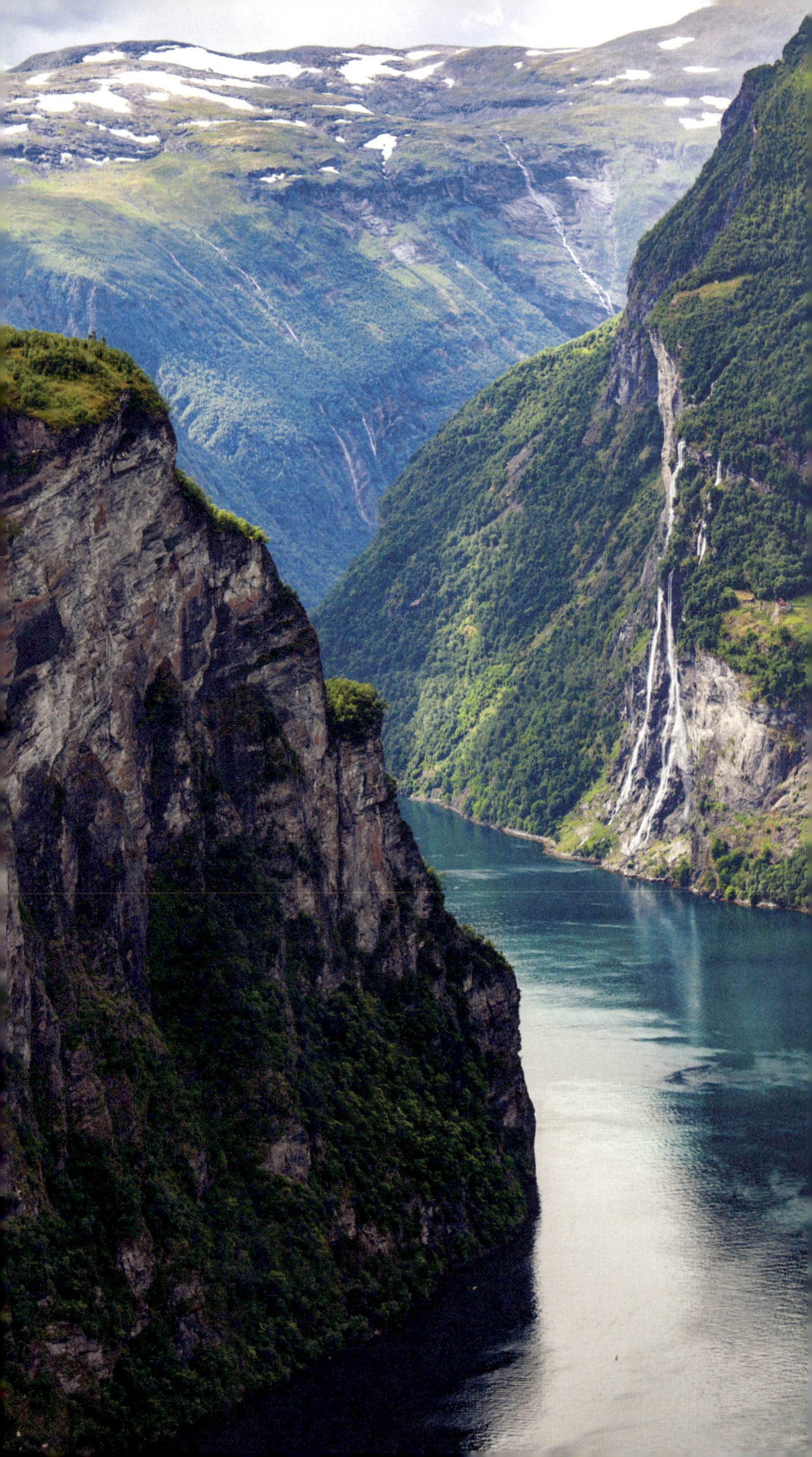

3. KAPITEL ÜBERLEBENSRAUM NATUR

Welche Bedeutung haben Naturräume für die Entwicklung von Kindern?

Wir haben in den vorangegangenen beiden Kapiteln schon eine ordentliche Strecke zurückgelegt. Ich durfte ein wenig davon erzählen, wie ich aufwuchs und wodurch ich geprägt wurde. Ich durfte dich in die Berge und die Wälder meiner Kindheit mitnehmen, auf die Pisten und die Abfahrten meiner Jugend führen und hinein in das turbulente und spannende Leben als junger Papa. Ich hoffe, ich konnte dabei deutlich machen, was mir wichtig ist, die Werte, die meine Eltern mir vermittelten, und die Erfahrungen, von denen ich bis heute zehre.

Wir sind weitergezogen und haben uns mit einer Frage auseinandergesetzt, die viele von uns umtreibt: Wir alle sehen, was der Klimawandel zerstört und wie sehr er uns schadet. Oder sehen wir es vielleicht doch nicht? Denn wie sonst ist es zu erklären, dass so viele diese Katastrophe einfach ignorieren oder sogar leugnen? Wie kann das sein? Das will mir nicht in den Kopf, das kapiere ich nicht. Doch da es wenig bringt, sich in Gedanken über mögliche Gründe zu verlieren, und da uns dieses Nachdenken vom Eigentlichen abhält, nämlich der Tatsache, dass wir etwas tun müssen, haben wir uns bewusst gemacht, welche Auswirkungen der Klimawandel hat: unmittelbar, konkret und direkt bei uns. Nicht nur irgendwo und irgendwann, sondern in unserem Alltag heute. Wir müssen jetzt handeln! Vor allem für die Schwächsten, die Alten und unsere Kinder.

Was bislang hoffentlich deutlich geworden ist: Die Natur ist unser wichtigster Verbündeter. Kinder, die viel Zeit in der Natur verbringen, entwickeln sich gesünder und glücklicher. Die Verbindung zur Natur fördert nicht nur ihre körperliche, sondern auch die geistige und emotionale Entwicklung. Es geht um Bewegung. Es geht darum, Bewegung in die Natur zu bringen. Und es geht darum, die Natur zu schützen. Diese Bewegung und der Naturschutz sind von großer Bedeutung. Kurz: Wir brauchen die Natur. Unbedingt.

Die Natur ist für uns Menschen ein Überlebensraum. Ohne Natur kein Mensch, so einfach ist das. Doch die Natur ist eben nicht nur Überlebensraum, sondern auch Erlebensraum. In all unseren wesentlichen Sinnen entwickeln wir uns durch und mit der Natur weiter, ob es das Riechen betrifft oder das Schmecken, das Sehen, das Tasten oder das Hören. Und genau das kann man sehr deutlich wahrnehmen, wenn man Menschen, die normalerweise kaum Kontakt mit der Natur haben, bei solchen Sinneserfahrungen beobachtet. Und dabei denke ich gar nicht nur an Kinder, sondern an eingefleischte Stadtbewohner überhaupt, die ihre Asphalt- und Betonlandschaften selten verlassen. Manchmal möchte man fast ein wenig schmunzeln, wenn man sieht, wie unbeholfen sie sich in der Natur bewegen. Aber woher sollten sie auch wissen, wie frisches Moos riecht, wie eine Lerche klingt oder woran man erkennt, dass das Wetter bald umschlägt und man besser schnell den Abstieg vorbereitet oder den Aufstieg gar nicht erst in Angriff nimmt?

Das ist übrigens überhaupt kein Vorwurf. Ein Landmensch kommt in der Stadt auch nicht immer perfekt zurecht, im Gegenteil – und glaubt mir, ich weiß, wovon ich spreche. Und gerade in dieser Unbeholfenheit der Städter steckt auch unglaublich viel, von dem Landmenschen wie ich wieder lernen können. Wenn man ständig von der Natur umgeben ist, vergisst man sehr leicht, wie faszinierend und außergewöhnlich sie eigentlich ist. Das kann ich an den staunenden Gesichtern der Stadtmenschen ablesen. Deshalb sind solche Begegnungen für mich extrem wertvoll.

Kinder wiederum begegnen der Natur, vor allem wenn sie neue Eindrücke aufnehmen, auf zwei grundsätzliche Arten: zum einen mit großer Faszination – zum anderen vor allem voller Neugier. Ich empfinde es immer wieder als ein wertvolles Geschenk, meine Kinder bei ihren Gehversuchen in der Natur begleiten und sie dabei beobachten zu dürfen. Denn wenn ich ihre fröhlichen Augen sehe, dann kann ich auch meinen Blick auf die Natur wieder schärfen. Weil ich mit ihnen das Staunen neu entdecke. Insofern ist die Natur einerseits Überlebensraum. Aber sie ist eben auch Erfahrungs- und „Staunensraum" – und das ganz besonders mit Kindern.

Wenn wir mit unseren Kindern durch die Natur streifen, können wir ihnen unendlich viel beibringen. Wir können ihnen erklären, wie dieser Baum heißt oder jener, wir können sie vor bestimmten giftigen Pflanzen warnen oder ihnen die allerbesten Beeren empfehlen – Achtung, nicht diese da, die da! Wir können sie Vogelstimmen erraten lassen und ihnen beibringen, wie man Fährten liest. Wir können gemeinsam durch tiefen Schnee stapfen oder uns patschnass an einem Feuer wieder aufwärmen. Wir können unsere Kinder in all diese Wunder der Natur einführen und sollten es auch; aber wir können durch sie auch selbst die Natur wieder- und sogar ganz neu entdecken.

Kinder leben vollständig im Hier und Jetzt. Sie denken nicht lange hin und her, sondern machen einfach. Sie probieren alles aus und kennen keine Scheu. Lassen wir genau das zu, lassen wir sie ihre Grenzen austesten! Denn dank ihrer im doppelten Sinne natürlichen Neugierde werden sie Dinge entdecken, die wir mit unserem allzu routinierten Erwachsenenblick übersehen oder die wir vielleicht auch längt vergessen haben. Kinder sind für uns Erwachsene beim Entdecken der Natur mindestens so wertvoll und bereichernd wie wir für sie. Und das Schönste ist: Sie spüren das. Sie merken, dass wir mit ihnen zusammen die Natur entdecken, gemeinsam, als Team. Das verbindet uns mit der Natur – und es verbindet Großeltern, Eltern und Kind.

Ich habe ein kleines Beispiel, das zeigt, was und wie wir unsere Kinder prägen können: Draußen in unserem Garten stand eine riesige Tanne. Gewaltig, echt ein riesiger Baum. Irgendwann mussten wir ihn leider umschneiden, es ging nicht anders, er wurde gefährlich. Was übrig blieb, war die Wurzel, und die war natürlich riesig. Wir schauten uns an und fragten uns: Ja, gut, was machen wir jetzt damit? Ausgraben halt, dachte ich. Mein Vater meinte nur: „Bist du verrückt? Die Wurzel kriegst du doch nie raus, vergiss es. Weißt du, was das für eine Arbeit ist? Dazu brauchst du einen Bagger.“ „Wahrscheinlich hat er recht“, dachte ich. „Aber weißt du was? Ich probier es trotzdem selbst." Also her mit Pickel und Schaufel und ran an die Wurzel. Das Coolste: Mein kleiner Sohn holt sich auch eine Schaufel und beginnt, mitzuhelfen. Erst nur er und dann auch die anderen beiden, alle drei Kinder mit einer kleinen Schaufel und mit der ständigen Bitte, auch mal mit dem großen Pickel in den Boden zu hacken. Und wir haben angefangen, als kleines Familienteam die Wurzel auszugraben. Nicht, dass mein Vater nicht recht gehabt hätte: Das war eine saumäßige Arbeit und dauerte. Doch für uns wurde das zu einem kleinen Familienritual: Mein kleiner Sohn war so begeistert und so motiviert, er wollte jeden Tag weitergraben. Jeden Morgen, nach dem Aufstehen, fragte er mich: „Papa, können wir heute wieder die Wurzel ausgraben?" Drei Wochen lang haben wir dann jeden Tag gegraben, gehackt, gezogen – bis wir endlich die Wurzel draußen hatten. Ohne Bagger, nur mit unseren Schaufeln und unserer eigenen Kraft. Ein Familienunternehmen und für die Kinder ein tolles Erlebnis. Denn so komisch das klingen mag: Auf diese Art und Weise entstand eine Bindung zu dem Baum und der Wurzel, weil die Kinder selbst erlebten, wie groß und stark und schwer so eine Wurzel ist. Dass ein Baum mehr ist als nur das, was man an Stamm und Blättern sieht. Dass Natur etwas so Faszinierendes sein, so tief gehen kann. Im eigenen Garten direkt vor der Haustür. Und vom Opa gab es als Belohnung eine Brotzeit.

Ich habe den Kindern erklärt, wie so eine Wurzel entsteht, wie ein Baum entsteht, wie wichtig Wurzeln sind, dass der Baum erst durch sie überhaupt wachsen und stehen kann. Die Kinder haben alles aufgesaugt – und das vergessen sie auch nicht. Das ist wirklich im besten Sinne eine Lektion fürs Leben. In Bezug auf den Baum, aber auch darauf, was man selbst schaffen kann. Denn das kam ja noch dazu: Wir mussten uns anstrengen, Kraft aufwenden, das war ein echtes Workout jeden Tag. Wir konnten also das Kennenlernen von Natur verbinden mit Sport, gemeinsamem Sport. Perfekt! Übrigens, kleiner Fun-Fact noch: Als mein Schwiegervater davon erfuhr, meinte er: „Mensch, wieso habt ihr nichts gesagt – dann hätte ich euch geholfen." Natur kann verbinden. Wenn man sich auf sie einlässt.

Natur bedeutet für mich deshalb Verbindung und Gemeinschaft und dadurch Überlebens- und Erlebensraum. Sie bedeutet aber noch etwas anderes, das eng damit zusammenhängt: Natur bedeutet für mich Heimat, ein Zuhause, Daheim. Jedes Mal, wenn wir auf der Autobahn Richtung Garmisch fuhren und am Horizont die Berge auftauchten, dann wusste ich instinktiv: Jetzt bin ich gleich daheim. Die Berge waren so etwas wie das Begrüßungskomitee von „Dahoam", noch bevor ich meine Mama und meinen Papa nach längeren Reisen wiedersehen konnte. Aber was heißt, sie „waren"? Sie sind es ja noch immer. Bis heute lösen sie dieses Gefühl bei mir aus, und zwar umso stärker und intensiver, je länger und häufiger ich weggewesen bin. Mir ist klar, welches Glück ich hatte. Unsere Eltern ermöglichten uns wahnsinnig viel, wir waren ständig draußen, wir befanden uns in der Natur, wir konnten frei aufwachsen. Und wir hatten den großen Luxus, dass unsere Mama Zeit für uns hatte. Das bedeutet für mich wahnsinnig viel. Und wahrscheinlich, gerade weil ich immer so viel unterwegs war, habe ich eine irrsinnige Verbindung zu meinen Wurzeln. Heimat, das bedeutet für mich Berge und Wälder, Heimat sind die Menschen, die ich seit Jahrzehnten kenne und die mich schon als kleiner Bub aufwachsen sahen, Heimat bedeutet Geborgenheit und Sicherheit, vor allem, wenn es draußen stürmt. Und all das ist zutiefst verbunden mit der Natur als Lebens- und Schutzraum.

Ich versuche unseren Kindern solch einen Schutzraum zu geben, wie auch ich ihn erleben durfte. Ich möchte, dass sie von klein auf erfahren und lernen: Natur ist dein Zuhause. Zuhause, das sind nicht nur die eigenen vier Wände, wie man es in manchen Werbungen zu hören bekommt. Zuhause ist viel, viel mehr als nur die Wände. Wer immer nur da drin bleibt – und sei es dort auch noch so schick oder bequem –, der verpasst ein größeres und weiteres Zuhause. Heimat, das ist mehr als eine Hausnummer. Das sind die Berge, Seen, Flüsse, Tiere, Sterne, Lichter, Pflanzen. Heimat ist all das – und wir dürfen sie entdecken. Ja, unsere Heimat will entdeckt werden, sie will erobert werden, und zwar wortwörtlich auf Schritt und Tritt. Natur erfahren, bedeutet deshalb für Kinder, Heimat erfahren, Heimat finden. Eine Heimat, die wir dann auch schützen wollen. Wie ein Zuhause eben. Ein Zuhause, das wir aber mit mehr Menschen teilen und für das wir mit mehr Menschen gemeinsam verantwortlich sind.

Welche Aspekte der Entwicklung von Kindern werden durch den Aufenthalt in der Natur besonders gefördert?

Dass Kinder in der Natur wesentliche Aspekte des Aufwachsens erlernen können, ist oft und klar bewiesen worden. Welche Vorteile das genau mit sich bringt, könnt ihr im anschließenden Interview zu diesem Artikel lesen. Deshalb will ich mich hier eher auf das konzentrieren, was ich in meinem eigenen Leben erfahren habe und jetzt als Papa mit meinen Kindern wieder erlebe.

Ein wichtiger Punkt ist weiter oben schon einmal angeklungen: Gemeinsamkeit und Gemeinschaft. Wir alle kennen das noch aus unserer Kindheit: Damit es im Haushalt und in der Familie läuft, muss jeder mithelfen und irgendwann auch einmal sein Zimmer aufräumen. Vielleicht ist man mit der Schwester oder dem Bruder für die Geschirrmaschine zuständig oder dafür, das Altpapier wegzubringen. Und das ist Teamwork, zumindest wenn es klappt … Ganz ähnlich ist es in unserem großen Zuhause, der Natur, mit dem Unterschied, dass wir sie mit viel mehr Menschen teilen.

Ob auf dem Berg oder im Wald, mir kommt es so vor, dass Gemeinschaft in der Natur ganz deutlich zu spüren ist. Zum einen natürlich in dem Sinne, dass so eine Wandertour mit der Familie oder ein Skitag mit Freunden zusammenschweißt. Ich weiß nicht, ob es wissenschaftliche Studien darüber gibt, aber ich vermute, dass wir alle schon einmal eine solche Erfahrung gemacht haben. Und natürlich auch das genaue Gegenteil, wenn dich irgendein Idiot unkontrolliert auf seinen Skiern fast über den Haufen fährt und dabei auch noch blöd gestikuliert. Oder wenn die Gruppe vor dir die Berge gar nicht wahrnimmt, sondern nur Augen für das Handy hat und ein Selfie nach dem nächsten aufnimmt, statt sich einfach einmal umzuschauen und die Natur zu genießen. Doch das Gemeinschaftserleben in Natur ist eine wichtige Bereicherung, gerade für Kinder. Ich weiß noch, wie wir unsere gemeinsamen Ausflüge mit unseren Eltern genossen und noch Jahre später davon geschwärmt haben. Das waren echte Abenteuer, und Kinder lieben Abenteuer.

Eng verbunden mit diesem Gemeinschaftserleben ist das Thema Verantwortung. Und das heißt zum Beispiel, dass man eben nicht als Pistenrambo wie ein Irrer die Piste runterrast. Verantwortung ist aber auch viel weiter gefasst, denn sie gilt vor allem der Bewahrung der Natur, der Erde, wie wir darüber schon im vorherigen Kapitel gesprochen haben.

Wenn es um dieses Thema geht, dann bekomme ich immer wieder dieselben Einwände zu hören, und zwar auch von vermeintlich klugen Menschen: Was kann ich als Einzelner denn schon gegen die Erderwärmung und den Klimawandel ausrichten? Oder: Die Amerikaner und die Chinesen blasen so viel CO_2 in die Luft, was soll denn da bitte eine Klimapolitik in Deutschland helfen? Das ist völlig kurzsichtig. Natürlich werde ich ganz alleine nicht die gesamte Erderwärmung stoppen, auch wenn mein persönlicher ökologischer Fußabdruck noch so klein und flach sein mag. Doch wir können so viel bewirken, gerade als Vorbilder für unsere Kinder, worauf wir noch in den folgenden Kapiteln kommen.

Dazu ein ganz simples Beispiel: Als Vorbild wirken wir dann, wenn wir den Müll, der von der Brotzeit übriggeblieben ist, nicht einfach den Hang runterwerfen, sondern wieder mitnehmen. Kinder merken sich das, im Guten wie im Schlechten. Was sie hier mitbekommen, können erste prägende Erfahrungen von Verantwortlichkeit für die Erde sein. Man sagt ja oft: „Was Hänschen nicht lernt, lernt der Hans nimmermehr." Verantwortung übernehmen, und sei es durch so scheinbar banale und selbstverständliche Sachen wie den Müll mitzunehmen, das lernen Kinder in der Natur. Und dort können sie auch die schlechten Beispiele mitbekommen, wenn wir sie auf etwas aufmerksam machen, das eben nicht klappt. Also etwa, wie hässlich das aussieht und wie eklig es riecht, wenn jemand seinen Müll einfach liegen lässt.

In der Familie am Esstisch oder in der Schule im Klassenzimmer haben wir Benehmen gelernt. Und es wurde uns gezeigt, was man macht und was nicht. Ich fände es toll, wenn wir an unseren Esstischen und in unseren Klassenzimmern auch so etwas wie Naturbenehmen vermitteln könnten – und dann natürlich auch draußen in der Natur. Und dabei geht es nicht nur um Netikette, sondern um „Natur-Etikette". Das wäre vielleicht eines der wichtigsten Unterrichtsfächer und auf jeden Fall etwas, was wir und unsere Kinder ganz sicher nicht nur für die Schule, sondern für das Leben lernen. Für unser Leben und für das anderer.

Zu diesen „Naturiketten" gehören zwei weitere Werte, die mir extrem wichtig sind: Dankbarkeit und Respekt. Undankbare und respektlose Personen sind für mich ein wirkliches No-Go, dagegen bin ich richtig allergisch. Das gilt nicht nur in Bezug auf die Natur, sondern ganz grundsätzlich. Solche Menschen möchte ich lieber nicht um mich herum haben. Nur kann man sich das natürlich nicht immer aussuchen.

Dankbarkeit und Respekt zeigen sich nicht nur im menschlichen Miteinander, ob nun im Beruf oder im Privatleben; sie sind auch sehr deutlich daran zu erkennen, wie jemand mit der Natur umgeht. Eine Gesellschaft, die ihre Wälder und Wiesen und Flüsse völlig vermüllen lässt, ist eine respektlose und undankbare Gesellschaft. Ein Mensch, der beim Wandern sein Brotzeitpapier einfach ins Unterholz feuert, der respektiert die Erde nicht. Der ist nicht dankbar für das, was er einfach so geschenkt bekommen hat. Die Natur vollzumüllen ist, als würde man einem anderen Menschen einfach ins Gesicht schlagen. Klingt drastisch, doch genau so sehe ich das. Dass viele gar nicht darüber nachdenken, was sie da tun, macht es nicht besser.

Für mich heißt das: Da hat jemand keine Naturmanieren gelernt, keinen Respekt und keine Dankbarkeit vor der Schöpfung. Im Umkehrschluss müssen wir genau diese Werte unseren Kindern von Anfang an vermitteln. Lass uns unseren Mädels und Buben klarmachen, was für ein großes Geschenk die Natur ist und dass dieses Geschenk alles andere als selbstverständlich ist; lass uns ihnen zeigen, dass wir dankbar für die Natur sein sollten und dass wir diese Dankbarkeit dadurch ausdrücken können, dass wir ihr etwas zurückgeben. Indem wir sie bewundern, bestaunen. Und vor allem, indem wir die Natur beschützen. Die größte Dankbarkeit ist der Schutz der Natur. Damit respektieren wir die Natur als Gegenüber, das seine Rechte hat. Und wir respektieren das Recht der Generationen nach uns, die ebenfalls einen Anspruch darauf haben, dieses Geschenk bewundern zu dürfen. Das ist ja das Absurde: Wer seinen Müll einfach in der Gegend rumliegen lässt, ist nicht nur respektlos gegenüber der Natur, sondern auch gegenüber seinen Mitmenschen – über die Generationen hinweg. Der Schutzraum Natur ist nicht nur für uns da, sondern auch für unsere Kinder.

Meine Mama hat diesen Respekt vor der Natur jeden Tag gelebt. Für sie war das kleinste Gänseblümchen auf einer Feldwiese genauso viel wert wie die prächtigsten und größten Blumen im Garten. Diese Einstellung hat mich zutiefst beeindruckt. Wie oft sind wir respektvoll gegenüber den tollen und eindrucksvollen Dingen oder Personen, vergessen dabei aber, dass jeder Respekt und Dankbarkeit verdient, unabhängig von Größe, Aussehen oder all den anderen Äußerlichkeiten. Und das ist auch so etwas, das wir von der Natur und in der Natur für das Leben lernen können.

Ein letzter Gedanke noch, bevor ich zu einem konkreten Beispiel von Umgang mit der Natur komme, von dem wir in Deutschland bestimmt einiges lernen können. Zu den absoluten Trends in der Psychologie speziell im Bereich Selfcare gehört seit Jahren das Thema „Achtsamkeit". Ich weiß nicht, wie viele Hunderte von Ratgebern man darüber inzwischen finden kann. Dabei befindet sich einer der besten Ratgeber für Achtsamkeit direkt vor unserer Haustür: Mutter Natur. Was ich damit meine? Stell dir folgende Szene vor: Der Aufstieg zum Gipfel zieht sich schon ewig lange hin, man ist total verschwitzt, die Bäume werden immer weniger und karger, die Sonne brennt immer stärker herunter und über dir gibt es nur noch den blauen Himmel. Vor dir tauchen grobe Felsklüfte auf. Der Steig wird immer schmaler und enger, neben dir, links und rechts fallen die Schotterwiesen steil ins Tal hinab. Der Wind wird stärker und zerrt an dir. So geht es weiter, vorsichtig bewegst du dich den Grat hinauf zum Gipfelkreuz. Du atmest tief ein und drehst dich um – und holst das Handy raus. Dein Auge fokussiert das kleine Display, die majestätische Bergwelt um dich herum wird auf wenige Quadratmillimeter zusammengepresst. Vier, fünf Fotos, zwei Selfies dazu, und gleich danach beginnt der Abstieg. Später am Abend fragt dich ein Kumpel: Und, wie war's? War der Hammer oder, diese Aussicht? Du überlegst und überlegst und überlegst. Und kannst dich nicht erinnern. Weil du die Aussicht im Handyspeicher hast anstatt im Kopf.

Ich wette, so etwas kennen die meisten von uns. Wir leben in einer Zeit, in der wir alles Mögliche unternehmen, um unsere Achtsamkeit zu trainieren, oder vereinfacht gesagt: unsere Aufmerksamkeit und Wahrnehmung. Aber auf die einfachsten Dinge kommen wir oft nicht. Dazu gehört eine Devise, die ebenso simpel wie effektiv ist: „Das erste Foto machen wir mit den Augen." Mögen die Kameras und Handys noch so scharfe und bestens aufgelöste Bilder liefern, nichts kann ein Bild im Kopf ersetzen. In einer Zeit, in der alles so schnell und flüchtig geworden ist, ist das etwas Kostbares. Nicht nur, dass wir viel nachhaltigere und prägendere Eindrücke erhalten, die uns niemand mehr nehmen kann. Ein Handy kann kaputtgehen, die Fotos können gelöscht werden, aber unsere innere Festplatte, wenn wir einmal von schweren Erkrankungen und Unfällen absehen, unsere innere Festplatte ist der sicherste Speicher.

Und diese Aufmerksamkeit gegenüber der Natur ist auch eine Frage des Respekts und des Trainings. Respekt, wie wir ihn auch einem Menschen gegenüber zu zeigen hätten: Denn was würde unser Date denken, wenn wir beim Abendessen die ganze Zeit nur in unser Handy gucken würden und nie in seine Augen? Ich vermute, das Date wäre ziemlich schnell vorbei.

Und abgesehen vom Respekt ist diese Aufmerksamkeit auch eine gute Übung für etwas, das uns auch in anderen Bereichen unseres Lebens extrem nützen kann. Wir vertrauen ja generell oft viel zu sehr auf die Technik und verlernen dadurch, unsere mentalen Fähigkeiten stärker zu nutzen. Es gibt ein schönes Zitat von Wernher von Braun, das lautet: „Alles, von dem sich der Mensch eine Vorstellung machen kann, ist machbar.“ Und tatsächlich ist Visualisierung etwas, das immer stärker Einzug in viele Bereiche des Lebens hält, gerade auch in solche, in denen es um Leistung geht. Im Sport zum Beispiel ist die Visualisierung inzwischen ein fester Bestandteil des mentalen Trainings, und das nicht nur im Spitzensport. Du stellst dir vor, wie du im Startblock kniest, in der Kabine sitzt oder eben wie ich oben an der Piste stehst. Du malst dir die Geräusche aus, die Anfeuerungsrufe des Trainers, den Jubel der Zuschauer oder das Klatschen der Eltern und Geschwister. Dann folgt der Start oder Anpfiff, die erste Stange oder Flanke, der Geruch von Rasen oder das Geräusch des Schnees. Die immer lauter werdenden Zuschauer, wenn es in den Kessel geht, der Orkan, wenn eine bestimmte Zeit aufleuchtet oder der Ball ins Tornetz knallt. Die Kameradinnen oder Kameraden, die einen umarmen, der Pokal in den Händen oder die Medaille um den Hals. All das hat eine enorme Power, obwohl es sich vielleicht zuerst einmal nur im Kopf abspielt. Doch diese Power überträgt sich auf uns und hilft, die Szenen im Kopf Realität werden zu lassen. Faszinierend, wozu der menschliche Geist fähig ist. Wenn wir ihn lassen und wenn wir ihn früh fördern. Auch in der Natur.

Weisheit aus dem hohen Norden: Was ich in Norwegen über das Leben gelernt habe

Ich habe eben schon angedeutet, dass ich ein konkretes Beispiel vorstellen möchte, das all die Werte, die wir besprochen haben, sehr gut in sich vereint. Vielleicht idealisiere ich dabei ein bisschen, seht es mir nach. Und sicher ist auch in meinem Beispiel nicht alles perfekt; doch der Umgang mit der Natur und vor allem der Umgang mit den Kindern in der Natur, der ist für mich vorbildlich. Die Rede ist von Norwegen.

Warum ich gerade auf Norwegen komme? Ganz einfach, meine Schwiegermama ist Norwegerin, die Muttersprache meiner Frau Miri ist Norwegisch, und wir versuchen so oft, wie es geht, nach Norwegen zu fahren. Wir haben dort eine kleine Hütte und ein kleines Grundstück, nichts Besonderes und Großartiges, aber es ist für uns ein zweites Zuhause. Ich durfte dadurch Land und Leute, Sitten und Traditionen, die Kultur und Mentalität der Norweger und auch Skandinaviens etwas kennenlernen. Ich werde natürlich nie ein Norweger sein. Doch ich konnte mir einige Dinge abschauen und habe in den Jahren hier viel gelernt.

Unsere Hütte liegt oberhalb von Lillehammer, und Miri hat sie gebaut. So eine Hütte gehört zu Norwegen wie der Elch. Die meisten norwegischen Familien haben eine, in die sie sich vor allem in den Ferien oder auch an den Wochenenden zurückziehen. Geografie und Demografie erleichtern das: Norwegen ist mit knapp fünfeinhalb Millionen Einwohnern ein dünn besiedeltes Land, das ist bei 30 000 Quadratkilometern mehr an Fläche ein Sechzehntel der Bevölkerung in Deutschland. Und das macht manche Dinge einfacher, dazu zählt auch die Möglichkeit eines zweiten Häuschens. Unsere Hütte ist simpel. Vieles von dem, was bei uns daheim als selbstverständlich gilt, gibt es dort nicht. Das bedeutet weniger Luxus, weniger Konsum, vor allem aber auch weniger Ablenkung. Das Leben dort ist schlanker, leichter und langsamer. Für uns und für unsere Kinder heißt das: Wir müssen lernen, uns wieder mit uns selbst zu beschäftigen. Jeder für sich und wir gemeinsam miteinander.

Die Tage in Norwegen sind für uns immer Tage des Ausatmens und Aufatmens. Das Weniger ist dabei mehr, besonders für die Kinder. In der Nähe unserer Hütte fließt ein kleiner Bach, da können die Kids einen Staudamm bauen. In ihren Seen setzen die Norweger Fische ein, damit die Kinder etwas fangen können. Wenn du bei uns in Deutschland mit deinem Kind an den See gehst und einen Fisch angelst, steht schon die Polizei vor dir, selbst wenn man es nur versucht. In Norwegen nicht. Und trotzdem oder gerade deswegen ist alles viel sauberer. Diese Achtlosigkeit und Gedankenlosigkeit, mit der bei uns der Müll in der Natur weggeworfen wird, findest du in Norwegen nicht.

Dort, wo unsere Hütte steht, sieht man fast keine Autos, es gibt kaum Verkehr. Unsere Kinder können also draußen herumlaufen, ohne aufpassen zu müssen, und wir Eltern brauchen uns keine Sorgen zu machen. Wir lieben die Berge dort, die ganz anders sind als die, wie wir sie von den Alpen her kennen, keine Berge, eher Hügel. Dort können wir mit den Kindern ohne Probleme wandern gehen, es gibt keine schwierigen Klettersteige, die Wege führen uns eher sanft nach oben, alles ist total kinderfreundlich. Egal, wo du hochgehst, du kommst ohne Probleme und größere Anstrengungen wieder runter. Und so sehr ich auch mal schwierigere Touren liebe – das hat schon etwas. Wenn du oben bist, blickst du in die Weite, die Landschaft ist sanfter, nicht so rau und zerklüftet wie die Hochgebirgswelt bei uns daheim. Wir lieben im Winter die über fünfhundert Kilometer an Langlaufloipen, die mehr als 200 Waldwege, die wir auf Skiern runterfahren können.

Du hast das Gefühl, du kannst komplett alleine entscheiden, wo es hingeht: Das ist gefühlte Freiheit pur. Für mich ist das pure Entschleunigung.

In Norwegen kommt mir vieles gelassener, entspannter und freier vor, gerade auch, wenn es um die Erziehung der Kinder geht. Damit meine ich nicht, dass norwegische Mädchen und Buben keine Grenzen kennen und alles dürfen. Ich spreche nicht von einer totalen Beliebigkeit, die dort auch niemand anstrebt. Die skandinavische Pädagogik wirkt für mich als Laie vielmehr wie eine gute Mischung aus Entspanntheit und Leistungsgedanke. Sie fällt nicht in Extreme, wie das bei uns manchmal der Fall ist: Entweder du hast Kinder, denen alles hinterhergetragen wird und die daran gewöhnt werden, sich wie kleine Prinzessinnen und Prinzen zu benehmen, nur dass sie später keine Königinnen und Könige des Lebens werden. Oder es gibt die Neunjährigen, die Mozart schon auf höchstem Niveau spielen, drei Sprachen fließend beherrschen und die Klassiker auswendig können. Auch das ist nichts, denn Kinder sollen eine Kindheit haben, eine wirkliche Kindheit und kein Trainingslager für ihre spätere Karriere. Es sind ja Kinder und keine jungen Erwachsene. In Skandinavien fallen mir solche Extreme weniger auf, die Mischung macht's hier eher.

Der Leistungsgedanke, das dürfte kaum überraschen, ist mir wichtig. Ich halte nichts davon, dass man seine Kinder in Watte packt. Nein, es ist unglaublich wertvoll für die eigene Entwicklung, wenn wir schon früh lernen, dass wir uns anstrengen müssen, wenn wir etwas im Leben erreichen wollen. Wenn wir uns etwas wirklich verdient haben, fühlen wir uns auf eine besondere Art und Weise erfüllt, glücklich, zufrieden. Das kennt jeder von uns: dieses großartige Gefühl, wenn wir uns beim Joggen oder im Gym völlig ausgepowert haben, obwohl wir vorher null Bock darauf hatten und uns nur mit Mühe aufgerafft haben. Die Euphorie, wenn wir mit durchgeschwitztem Shirt am Gipfel angekommen sind, der Schweiß, der über die Stirn und die Augenbrauen rinnt, wenn wir in unseren Apfel beißen oder einen kühlen Schluck nehmen und runterschauen: Von dort kommen wir her, so hoch hinaus haben wir es geschafft. Das kann einem keiner nehmen, und diese Augenblicke sind erfüllt von tiefster Zufriedenheit. Das ist wie Meditation.

Dieses Hochgefühl können wir in der Natur immer wieder suchen und finden. Doch nicht nur dort, auch in der Arbeit. Wichtig aber ist, dass wir schon als Kinder auf den Geschmack kommen, wie gut Leistung uns tut. Nicht verbissen, sondern so, dass wir selbst Lust auf Leistung haben. Das ist die hohe Kunst, und oft ist es auch eine Gratwanderung. Ich habe ja im ersten Kapitel beschrieben, dass meine Eltern mich auf sehr natürliche Weise, nämlich als Vorbilder, an den Leistungssport herangeführt haben. Und dass es auch Phasen gab, in denen mich der Leistungsdruck fast nicht mehr hat aufstehen lassen und ich durch die Techniken und die Hilfe, die ich geschildert habe, wieder auf die Beine gekommen bin. Doch im Großen und Ganzen durfte ich die Mischung aus Fördern und Fordern erfahren, die für mich das skandinavische Modell ausmachen, auch wenn ich Tausende von Kilometern entfernt in Bayern aufgewachsen bin.

Was macht dieses Modell aus und was können wir davon lernen? Erstens, dass nicht alles streng reguliert werden muss wie im Beispiel oben vom Angeln im See. Bei uns, so kommt es mir vor, gibt es für alles irgendwelche Regeln. Es gibt vermutlich sogar für die Regeln noch Regeln. Doch einmal davon abgesehen, dass sich unmöglich jemand mit all den Regeln auskennen kann: Zu viele Regularien sind Bremsblöcke, die die Schussfahrt ins Leben verhindern. Nicht freie und volle Fahrt hinaus in die Abenteuer unserer Kindheit, sondern lediglich Stop-and-Go von Vorschrift zu Vorschrift. Was für ein Energie- und Motivationskiller! Nicht nur für die Kinder, sondern auch für uns Eltern, für Lehrkräfte, die Pädagoginnen und die Erzieher, für alle in unserem Bildungssystem. Lenin hat gesagt: „Vertrauen ist gut, Kontrolle ist besser." Ich halte es lieber mit der Umkehrung: Kontrolle ist gut, Vertrauen ist besser! Wir müssen wieder mehr Vertrauen in die Menschen haben. Vertrauen, damit wir Dinge nicht zu kompliziert machen. Wir sprechen doch immer vom „gesunden Menschenverstand". Warum vertrauen wir dann nicht auf ihn?

In Skandinavien scheint es mir mehr Vertrauen und weniger Kontrolle zu geben. Viele Sachen sind – und damit bin ich beim Zweitens – selbstverständlicher und deshalb auch unkomplizierter. Eltern haben zum Beispiel viel leichter die Möglichkeit, sich zu engagieren und einzubringen. Bei uns in Deutschland kommen auf ein Ehrenamt gefühlt zehn Zertifikate oder Vorschriften. In Norwegen ist der Zugang offener. Ich wundere mich eigentlich kaum, dass in Deutschland viele Vereine über Nachwuchsprobleme klagen. Das mag sicherlich auch daran liegen, dass das Leben sich immer mehr in den so genannten sozialen Netzwerken abspielt, die nur bedingt sozial sind, zumindest in dem Sinne, wie ich das verstehe. Ja, die Verschiebung des Lebens in die virtuelle Realität ist ein massiver Paradigmenwechsel. Doch ich vermute, dass auch die unzähligen Vorschriften und Regeln daran schuld sind, dass sich Menschen nicht mehr so gerne und lange in Vereinen engagieren. In Norwegen ist das anders. Auch, weil die Mitgliedschaft in den Vereinen billiger ist. Und so können sich auch Kinder aus einkommensschwächeren Familien das leisten. Zugleich werden die Eltern gefordert, sich einzubringen und sich zu engagieren. Fördern und fordern, beides macht Norwegens Kultur aus und könnte für uns ein gutes Vorbild sein.

Was mich außerdem fasziniert: Nicht nur die Natur Norwegens ist sauber und gesund. Gesundheit insgesamt hat einen hohen Stellenwert im Norden. Zum Beispiel ist Palmöl in Norwegen verboten. Palmöl ist schädlich für die menschliche Gesundheit, und seine Gewinnung ist schädlich für die Natur. Während bei uns Verbote schnell ideologische Reflexe auslösen, akzeptiert die norwegische Bevölkerung diese Vorschrift, weil sie sinnvoll ist. Überhaupt habe ich das Gefühl, dass die Menschen in Norwegen, wenn es um Bewegung und Ernährung geht, viel mehr Veränderungswillen zeigen als wir Deutschen. Dazu legte die Politik z. B. fest, dass ab 2025 keine Verbrennerautos mehr zugelassen werden. Das E-Netz ist top ausgebaut, die Autos sind erschwinglich. Zum Beispiel kostet die Miete eines E-Autos am Flughafen in Oslo pro Woche gute 150 Euro weniger als die einer vergleichbaren Verbrennervariante – das macht einen Unterschied.

Das politische und gesellschaftliche Framing in Norwegen belohnt und fördert gesundes Leben. Wir finden es immer wieder faszinierend, wie viel Wert in den Ganztagsschulen, die in Norwegen übrigens Standard sind, auf Bewegung, gesunde Ernährung und Umweltschutz gelegt wird. Das ist effektiv, alltagstauglich und zahlt langfristig auf die Gesundheit aller ein. Damit erreichen wir insgesamt eine höhere Lebensqualität. Die Norweger haben eine einfache Einsicht verinnerlicht: Wir müssen das ökologische Rad nicht neu erfinden, es reicht schon, wenn wir an bestimmten Schräubchen oder Schrauben drehen.

Ich habe es vorhin schon einmal angedeutet: Aufgrund seiner geografischen und demografischen Gegebenheiten hat es Norwegen in manchen Punkten leichter, umweltpolitische Themen anzugehen und tatsächlich umzusetzen. Und auch dort herrscht nicht das Paradies auf Erden. Wir können uns aber einiges von dem Land abschauen, was ich ja soeben auch beschrieben habe.

Mein Vorschlag: Lasst es uns doch einfach mal ausprobieren. Dort, wo wir selbst direkt etwas tun können. Und lasst uns unseren Einfluss auf Politik und Gesellschaft nutzen, um Bewegung, Ernährung und Umweltschutz auch bei uns größerzuschreiben.

Wie wäre es zum Beispiel, wenn Kindergarten- und Schulausflüge in erster Linie draußen stattfänden, in Parks, in Wäldern, an Flussufern, an Seen, in den Bergen oder Dünen, in Mooren oder Feldern. Und zwar, solange es nicht gefährlich wird, bei jedem Wetter, ganz besonders, wenn es mal nieselt oder auch Schnee fällt. Wind und Wetter zu erleben ist vielen Kindern heutzutage völlig fremd, weil wir sie in Watte packen und vor jeder Böe und jedem Regentropfen beschützen wollen. Wer aber nie das Prasseln des Regens auf seiner Kapuze, den Wind in den Haaren, das Aufwärmen der kalten Finger erlebt hat, der hat die Natur nicht richtig gefühlt. Als Schulleiter würde ich das meinen Lehrkräften wärmstens empfehlen, wenn nicht sogar vorschreiben. Ich vermute, dass etliche von ihnen wenig begeistert wären und viele Eltern ebenso wenig. Ich würde es aber trotzdem versuchen. Denn wir können unseren Kindern mehr zumuten, als wir glauben. Genau das steckt ja schon drin in dem Wort: Haben wir doch den Mut, unseren Kindern etwas zuzutrauen. Nichts stärkt mehr als Vertrauen, das wäre ein positiver Nebeneffekt.

Eine andere Idee: Früher war HSK, also Heimat- und Sachkunde, ein wirklich wichtiges Fach in der Grundschule. Warum haben diese Fächer wie auch die kreativen Fächer mittlerweile einen so viel geringeren Stellenwert als Mathematik, Deutsch oder Englisch? Weil sie nichts für die Arbeitswelt oder für die PISA-Studie bringen, lautet die Antwort. Doch warum sollten wir unsere Kinder nicht schon so früh in die Arbeit einbeziehen und damit gleichzeitig in ihre kreativen Fähigkeiten investieren? Ich glaube, dass sich das langfristig vermutlich sogar mehr auszahlen würde. Warum laufen Musik und Religion, Sport und Kunst nur mit? Wenn ich eine Matheaufgabe nicht verstehe, muss ich mich hinsetzen und sie durchrechnen, bis ich es kapiere. Wenn ich keine fünf Liegestützen schaffe – na, dann muss ich eben daheim erst eine machen, dann zwei, dann drei, bis ich die fünf hinbekomme. Warum nur mit dem Kopf anstrengen? Warum nicht die Fächer miteinander kombinieren? Mathe und Bewegung. Das fördert kognitive UND motorische Fähigkeiten. Wir sollten, statt alles auf die MINT-Fächer zu setzen, viel stärker Kreativität, Bewegung und andere Talente fördern. Gerade auch in KI-Zeiten. Nicht mehr als sprachliche oder mathematische Fächer, aber eben auch nicht so signifikant weniger.

Wir müssen unser gesamtes Bildungssystem neu überdenken und uns überlegen: Bilden wir unsere Kinder für die Wirtschaft aus oder für das Leben? Investieren wir in sie als Humankapital oder fördern wir sie als eigenständige und individuelle Persönlichkeiten? Das klingt hart, und ich will niemanden persönlich zu nahetreten. Doch ich bin überzeugt, dass wir radikale Veränderungen benötigen, um für die gewaltigen Herausforderungen, vor denen wir stehen, gewappnet zu sein. Wenn wir unseren Kindern nicht beibringen, die Erde zu lieben und sie zu schützen, wie können wir dann darauf hoffen, dass sie das als Erwachsene tun werden? Und wie sollen sie dann solche Werte ihren eigenen Kindern weitergeben können? Wenn wir jetzt nicht aufwachen, dann ist das unsere Schuld. Und zwar nicht nur hinsichtlich der aktuellen Situation und für die Erde, wie wir sie heute erleben. Sondern unter Umständen auch für die Generationen nach uns und die Erde, die wir unseren Kindern und Enkeln hinterlassen.

Wir brauchen, das haben wir jetzt immer wieder gesehen, ein neues Bewusstsein. Dafür können wir als Eltern viel tun. Wir brauchen aber auch Erzieherinnen und Trainer, Lehrerinnen und Lehrer, die dieses neue Bewusstsein selbst vorleben und weitergeben. Nur wer begeistert ist, kann andere begeistern. Dazu gehören die Werte und Haltungen, die unsere Gesellschaft und unsere Erde lebenswert machen: Respekt, Dankbarkeit und Achtsamkeit. All das können wir in der Natur erfahren und damit unsere Umwelt schützen. Und noch etwas ist wichtig, das wir gerade von den Menschen lernen können, die mit der Natur im Einklang sind: ein Gefühl, eine Lebensweise, die mit einem Wort bezeichnet wird, das manchmal etwas altbacken und spießig klingt: Zufriedenheit.

Gut drei Stunden entfernt von Garmisch, bereits im idyllischen Südtirol, erstreckt sich das Ultental, im Italienischen „Val d'Ultimo" genannt. Früher war dieses Tal Zufluchts- und Sehnsuchtsort vieler berühmter Persönlichkeiten. Heute wohnen etwa fünftausend Menschen im Tal, die meisten in St. Walburg. Im mittleren Ultental traf ich vor einiger Zeit auf eine ganz besondere Familie, die Familie Schwienbacher. In meinem Buch *Das Erbe der Alpen* habe ich schon einmal von dieser Familie erzählt: von dem Hof „Kräuterreich Wegleit", den die vielköpfige Familie, angeführt von Mutter Waltraud, aufgebaut hat.

Nomen est omen, bei den Schwienbachers dreht sich alles um ihren Kräutergarten und das zum Teil jahrtausendealte Wissen über die heimischen Pflanzen. Die Familie mischt Teesorten, rührt Salben und Cremes an, fabriziert Kosmetika und Produkte wie Essig oder Kräutersalz. Als ich damals bei den Schwienbachers zu Gast sein durfte und mir alles genau anschauen und sogar vieles selbst ausprobieren konnte, beschrieb Mutter Waltraud ihr Lebensmotto mit einem Satz, der mir im Gedächtnis geblieben ist: „Man muss spüren, dass du etwas mit Liebe machst. Du musst es leben." Waltraud ist die Meisterin der Wiesen und Wälder, sie kennt die geheimsten Geheimnisse der Kräuter, weiß, wo sie zu welcher Jahreszeit zu finden sind. Sie erzählt, wie kostbar die Schätze der Natur sein können, wie sie helfen, wo herkömmliche Medikamente versagen. Sie weiß um die Vorzüge der modernen Medizin; doch sie weiß eben auch: „Wir rennen heute vielem nach, was uns wichtig erscheint, und verlieren den Blick für das wichtige Nebensächliche. Wenn wir aber nicht draufschauen, können wir nicht daraus Erkenntnisse ziehen." Anschauen, anfassen, ausprobieren, mit offenen Augen durch unsere Welt gehen: Nur so lernen wir die Wunder unserer Umwelt zu schätzen und auch zu nutzen.

Ich lasse mir von Waltraud die Geschichte erzählen, wie sie in den Siebzigerjahren mit 32 Jahren mit ihrem Mann den Hof übernahm und kontinuierlich nach ihren Vorstellungen um- und ausbaute, auch gegen die Skepsis ihrer Mitbürger und gegen andere Hürden. Mich packt die Begeisterung, ich bin fasziniert vom Hof und den Schwienbachers, irgendwann bricht es aus mir heraus und ich frage: „Ihr habt so tolle Produkte, wie vermarktet ihr die?" „Vermarkten?", schaut sie mich fragend an. „Ja", meine ich, „das ist einfach genial, was ihr hier heroben macht. Das müsst ihr nach draußen bringen, das muss man doch bekanntmachen." Waltraud antwortet: „Warum? Na, Felix. Uns geht es gut. Wir haben alles, was wir brauchen, wir sind zufrieden."

Wir sprechen oft davon, dass wir „glücklich" sein wollen, und das ist völlig okay. Doch manchmal kommt es mir vor, als sei „zufrieden" der kleine unscheinbare Bruder. Wer will schon zufrieden sein, wenn es auch glücklich geht? Bei Waltraud im Ultental habe ich sehen und hören und spüren können, wie tief Zufriedenheit geht, welch Kraft sie hat. Wenn wir zufrieden sind, brechen wir aus der Spirale von „höher, schneller, weiter" aus. Zufriedenheit ist das ultimative Gegenmittel gegen Konsumwahn und andere Zivilisationskrankheiten. Zufrieden bedeutet nicht faul oder ambitionslos zu sein, im Gegenteil. Leistung und Zufriedenheit schließen sich nicht aus, sondern feuern sich gegenseitig an. Weil ein zufriedener Mensch, wie es schon im Wort selbst steckt, im Frieden ist: mit sich, mit seinen Mitmenschen und mit seiner Umwelt.

Meine Fragen an den Experten

Das Thema der Naturverbundenheit liegt mir wirklich sehr am Herzen. Ihr habt sicher gemerkt, wie leidenschaftlich ich dieses Thema dargestellt habe. Umso mehr freue ich mich, für dieses Interview einen Experten gefunden zu haben, der sowohl das deutsche als auch das skandinavische Schulsystem kennt. Prof. Dr. Ulrich Dettweiler ist Professor für Pädagogik in Stavanger, Norwegen. Einer seiner Forschungsschwerpunkte liegt im Bereich des Motivationsverhaltens im Zusammenhang von körperlicher Aktivität von Kindern und Jugendlichen in außerschulischen Lernorten. Das passt perfekt. Ich freue mich sehr auf den Austausch mit Uli.

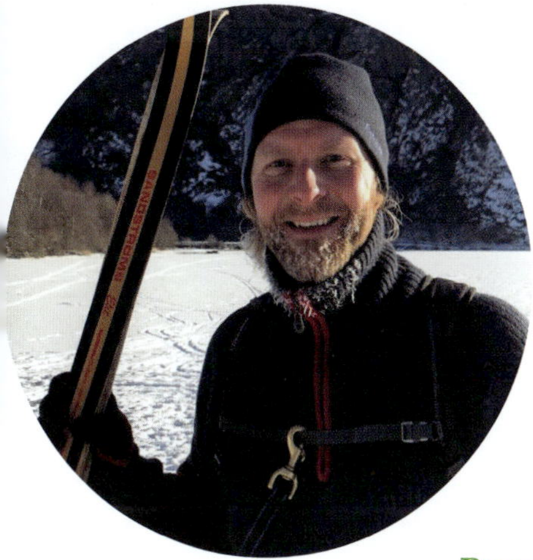

„Bewegung in der Natur ist essenziell für die langfristige Gesundheit von Kindern."

Prof. Dr. Ulrich Dettweiler

FELIX: Uli, wir sagen oft, vielleicht aus einem Bauchgefühl heraus, dass es gut ist, wenn wir uns draußen im Freien befinden. Welche Rolle spielt die Natur dabei wirklich?

ULI: Du betonst häufig die Bedeutung der Natur und der Bewegung für die gesunde Entwicklung von Kindern, und du hast damit völlig recht. Diese Ansicht lässt sich etwa durch die Biophilie-Hypothese und die ökologische Psychologie untermauern. Das will ich kurz erklären.

Die Biophilie-Hypothese besagt, dass Menschen eine angeborene Neigung dazu haben, Verbindungen zur Natur und zu anderen Lebensformen zu suchen. Diese Verbindungen zur Natur fördern nicht nur das körperliche Wohlbefinden, sondern auch die geistige und emotionale Entwicklung.

Die ökologische Psychologie betont die Bedeutung der Umwelt für unsere Wahrnehmung und unser Verhalten. Gerade bei Kindern bietet die Natur zahlreiche Möglichkeiten, ihre Entwicklung zu fördern. Das können körperliche Aktivitäten wie etwa Klettern oder Balancieren sein oder gemeinsame Aktionen, wie etwa zusammen eine Laubhütte zu bauen. Und wenn Kinder viel draußen aktiv sind, reduziert sich automatisch ihre Zeit an Bildschirmen und in virtuellen sozialen Räumen, was wiederum einen aktiven Lebensstil fördert.

FELIX: Gut zu hören, dass es dazu Hypothesen und Erkenntnisse gibt und es nicht nur ein Bauchgefühl ist. Gibt es darüber hinaus auch wissenschaftliche Belege dafür, dass Naturerfahrungen tatsächlich positive Effekte auf das Lernen und die Gesundheit von Kindern haben?

ULI: Auf jeden Fall, empirische Studien unterstützen diese Theorien. So konnten wir als Forschungsgruppe zeigen, dass ein regelmäßiger Unterricht im Freien positive Auswirkungen auf das Lernen, die sozialen Fähigkeiten und die Gesundheit von Schülerinnen und Schülern hat. Darüber hinaus fanden wir Hinweise darauf, dass Kinder in Outdoor-Klassen niedrigere Stressniveaus aufweisen, gemessen durch den zirkadianen Cortisolrhythmus. Das ist der tageszeitabhängige Verlauf der Cortisolausschüttung. Cortisol wird landläufig als Stresshormon bezeichnet und ist für die Steuerung von Stress verantwortlich. Diese Ergebnisse wurden durch eine neuere Studie von uns bestätigt, die zeigte, dass die größeren Wahlmöglichkeiten der Schülerinnen und Schüler, im Sinne der Mitbestimmung und der Beteiligung an Entscheidungen in Outdoor-Projekten, ihre Stressregulation und Gehirnentwicklung positiv beeinflussen.

FELIX: Spannend! Führt denn diese Mitbestimmung und Beteiligung denn auch dazu, dass Kinder einen respektvollen und bewussten Umgang mit der Natur entwickeln?

ULI: Ja, das kann klappen! Du betonst bei deinem Beispiel mit dem Baum, dass wir reflektiert und respektvoll mit der Natur umgehen sollen, gerade wenn wir manchmal zwischen unseren Bedürfnissen und denen der Natur abwägen müssen. Kinder in solche ethischen Diskussionen einzubeziehen, ist ein wichtiger Baustein für die Entwicklung eines Bewusstseins für ökologische Nachhaltigkeit.

Um auch den ökologischen Aspekt zu beleuchten, ist es entscheidend festzustellen, warum der Baum weg soll. In deinem Fall war es ja nicht so, dass er die Sicht auf die Zugspitze versperrt hat. Der Baum musste weg, weil er morsch war und eine

Gefahr darstellte. In einem Urwald würde der Baum noch ein paar hundert Jahre weiter eine wichtige Rolle im Ökosystem spielen – als Nährboden für zigtausend andere Arten, Pflanzen, Tiere und Mikroorganismen. Mitten in einem Ort ist das leider so nicht möglich. Wir müssen also überlegen, ob und wie wir den Baum „veredeln" können. Können wir den Baum noch einem Sinn zuführen, wenn er schon gefällt werden muss, welchen Wert kann man ihm also geben? Eine naheliegende Möglichkeit ist, Brennholz zu gewinnen. Das ist sicherlich eine untere Stufe der Veredelung. Oder aber man fertigt aus ihm ein Möbelstück an und führt den Baum einem anderen Zweck zu. Eine weitere Möglichkeit, um gegebenenfalls die Neugierde der Kinder zu wecken: Man gräbt zusammen mit den Kindern die Wurzel aus (super Idee, übrigens!), behält eine Baumscheibe und richtet im Garten mit einem Teil des gefällten Baumes eine Wildnisecke ein. Die Jahresringe erzählen die Geschichte des Baums, die man Kindern erklären kann, und in der Wildnisecke wird sich sehr bald zeigen, dass der Baum keineswegs „tot" ist, sondern zur Grundlage für ein kleines, aber feines Ökosystem wird.

Zusammenfassend lässt sich sagen, dass die Natur viele Möglichkeiten für die gesunde körperliche, psychische und moralisch-emotionale Entwicklung von Kindern bietet. Die Integration von Naturerfahrungen in den Alltag, auch in den Schulunterricht, fördert Wohlbefinden und Entwicklung von Kindern und schafft ein Bewusstsein für ökologische Zusammenhänge.

FELIX: Ich habe verstanden, dass es viele positive Auswirkungen im Zusammenspiel mit der Natur gibt. Wenn man es etwas konkreter beleuchtet: Welche Aspekte der körperlichen, geistigen und emotionalen Entwicklung von Kindern werden durch den Aufenthalt in der Natur gefördert?

ULI: Der Aufenthalt in der Natur hat vielfältige positive Auswirkungen auf die Entwicklung von Kindern. Körperlich fördert er die motorischen Fähigkeiten, da Kinder sich draußen automatisch mehr bewegen, klettern, rennen und spielen. Geistig profitieren Kinder von der Natur durch eine verbesserte Konzentration und Kreativität. Wissenschaftliche Studien zeigen, dass Kinder, die regelmäßig draußen sind, besser in der Schule abschneiden. Emotional bietet die Natur einen Raum für Entspannung und Stressabbau. Kinder entwickeln ein stärkeres Selbstbewusstsein und eine höhere Resilienz, wenn sie lernen, mit Herausforderungen in der Natur umzugehen.

FELIX: Welche Bedeutung hat die Natur bzw. das Bewegen in der Natur für das Miteinander von Kindern?

ULI: Die Natur bietet zahlreiche Möglichkeiten für soziales Lernen. Kinder lernen, im Team zu arbeiten, wenn sie gemeinsam Aufgaben in der Natur bewältigen. Sie entwickeln Resilienz, indem sie Herausforderungen meistern und Hindernisse überwinden. Die Natur kann auch Empathie und Verantwortungsbewusstsein fördern, wenn Kinder lernen, aufeinander und auf die Umwelt zu achten. Man kann sagen, dass Kinder davon nur profitieren können.

Durch direkte Erfahrungen in der Natur können Kinder eine emotionale Bindung zur Umwelt entwickeln. Wenn sie sehen, wie ihre Handlungen die Natur beeinflussen, verstehen sie die Bedeutung von Naturschutz. Pädagogische Programme, die Umweltbildung mit praktischen Aktivitäten wie etwa das Pflanzen von Bäumen oder das Säubern von Flüssen verbinden, können dieses Bewusstsein fördern.

FELIX: Wie ich bereits erzählt habe, ist meine Frau Miri Halbnorwegerin, und wir beschäftigen uns sehr mit dem skandinavischen Weg in der Pädagogik und in der Ausbildung unserer Kinder. Wie bewertest du den Unterschied zwischen den deutschen und skandinavischen Ansätzen in der Nutzung von Naturräumen für die Pädagogik?

ULI: Die skandinavischen Länder, insbesondere Norwegen, haben eine lange Tradition, Naturräume für die Pädagogik zu nutzen. Das Konzept der „Uteskole" oder „Draußenschule" ist dort weit verbreitet. Kinder verbringen regelmäßig Unterrichtszeit im Freien, was als integraler Bestandteil des Lehrplans betrachtet wird. In Deutschland gibt es zwar ähnliche Ansätze, aber sie sind noch nicht so tief im Bildungssystem verankert. In Deutschland wird der Unterricht im Freien oft als Zusatzangebot gesehen, nicht als Standard.

FELIX: Was macht deiner Meinung nach den skandinavischen Weg so erfolgreich, und wie könnte Deutschland davon profitieren?

ULI: Der Erfolg des skandinavischen Weges liegt in der konsequenten Integration der Natur in den Alltag der Kinder. Die Natur wird als Lernraum und nicht nur als Freizeitort betrachtet. Das wurde auch in der letzten Meldung der norwegischen Regierung an das Parlament explizit als Strategie für die Schulen empfohlen: Lernen soll durch die Draußenschule interessanter und praxisnäher gestaltet werden. Kinder lernen, indem sie die Natur direkt erleben und erforschen, und zwar bei jedem Wetter. Deutschland könnte von der skandinavischen Tradition profitieren, indem es die Ansätze der Draußenschule stärker in den Lehrplan integriert und Lehrkräfte entsprechend ausbildet. Eine intensivere Vernetzung von Schulen mit lokalen Naturräumen und örtlichen Vereinen und Naturschutzverbänden, die diese Kompetenzen bereits haben, könnte ebenfalls helfen.

FELIX: Welche Herausforderungen siehst du in Deutschland, wenn es darum geht, Naturräume stärker in den pädagogischen Alltag zu integrieren?

ULI: Eine der größten Herausforderungen ist die Infrastruktur. Viele Schulen haben keinen direkten Zugang zu geeigneten Naturräumen. Zudem fehlt es an ausgebildeten Lehrkräften, die sich im Outdoor-Unterricht sicher fühlen. Auch die bürokratischen Hürden und Sicherheitsbedenken spielen eine Rolle. Es bedarf einer umfassenden Strategie und eines politischen Willens, um diese Herausforderungen zu meistern, einschließlich der Bereitstellung von Ressourcen und der Anpassung der Lehrpläne.

FELIX: Mich juckt es jetzt richtig rauszugehen, während wir darüber sprechen. Und wenn ich aus dem Fenster schaue, dann blicke ich direkt in die Natur. Dass das ein Privileg ist, eine Möglichkeit, die nicht jeder hat, ist mir klar. Ich kann mir gut vorstellen, wie in diesem Moment eine Familie in der Stadt das Buch liest und sich sagt: Wunderbar, dass Felix jetzt direkt in die Natur schauen kann, aber wir haben noch nicht mal einen Park um die Ecke. Welche Möglichkeit haben Menschen, die in der Stadt leben, damit sie von den Vorteilen der Natur, die du so anschaulich beschrieben hast, auch profitieren können?

ULI: Naturerlebnis kann im Kleinen beginnen, z. B. mit Zimmerpflanzen und vielleicht, wenn vorhanden, mit einem kleinen Balkongarten. Da gibt es viele tolle Beispiele, und das Internet ist voll von Tipps und Tricks. Zudem gibt es in vielen Städten Initiativen, die sich für ein grüneres Leben im urbanen Raum einsetzen, in München etwa „Green City“. Das fängt beim gemeinsamen Gärtnern in Parks an und hört bei der aktiven Stadtplanung in Zusammenarbeit mit den Behörden nicht auf. Städte wie New York oder Paris zeigen, wie eine Re-Naturalisierung auch von Megametropolen gelingen kann. Mit politischem Willen, aber auch unter Beteiligung der Bevölkerung.

FELIX: Was würdest du als ideale Balance zwischen Lernen in der Schule und freiem Spielen in der Natur sehen, um die Entwicklung von Kindern bestmöglich zu fördern? Vielleicht auch im Unterschied von Landkindern zu Stadtkindern.

ULI: Ich würde deine Frage gerne präzisieren: Lernen und Leben werden immer gleicher! Auch Landkinder sind heutzutage viel weniger draußen unterwegs und verbringen mehr Zeit vor Bildschirmen, übrigens auch in Norwegen. Wir haben gerade auf einer Tagung in Oslo über nationale Strategien beraten, dem gegenzusteuern. Eine ideale Balance besteht darin, strukturierte Lernphasen, draußen wie drinnen, mit ausreichend freiem Spiel zu kombinieren. Strukturierte Aktivitäten können gezielte Lernziele verfolgen, während freies Spiel den Kindern den Raum gibt, ihre Kreativität und Selbstständigkeit zu entwickeln. Beide Ansätze ergänzen sich und bieten eine ganzheitliche Förderung. Was viele nicht wissen, ist, dass Schulen in Deutschland hier durchaus Spielräume haben. Der Lehrplan ist zwar in gewisser Weise bindend, aber beim „Wie“ ist Platz für Interpretation, etwa wenn es um die Frage geht, wie der Unterrichtsstoff vermittelt wird. Das Problem ist eher der frühe Notendruck und ein übervoller Lehrplan, der nicht zum Tiefenlernen einlädt.

FELIX: Wenn man alle positiven Aspekte für die Kinder aus den Naturerlebnissen und die damit in Verbindung stehenden positiven Entwicklungen zusammenführt: Welche Rolle spielen Bewegung und körperliche Aktivität in der Natur für die langfristige Gesundheit von Kindern? Und wie kann dies nachhaltig gefördert werden, damit im besten Falle die Kinder ein Leben lang davon profitieren?

ULI: Bewegung in der Natur ist essenziell für die langfristige Gesundheit von Kindern. Sie fördert die körperliche Fitness, stärkt das Immunsystem und reduziert das Risiko von Übergewicht und chronischen Krankheiten. Nachhaltig gefördert werden kann dies durch regelmäßige Outdoor-Aktivitäten in Schulen und in den Familien sowie durch einen Zugang zu ökologisch reichen Naturräumen. Im besten Falle verwurzeln sich die Erlebnisse so positiv prägend bei den Kindern, dass sie es zum einen ihrem sozialen Umfeld weitergeben und zum anderen optimalerweise wieder ihren Kindern und die ihren Kindern usw.

FELIX: Das stimmt, das wäre ein Traum, wenn diese Haltung oder, wie man Neudeutsch sagt, dieses Mindset von Generation zu Generation weitergegeben werden würde. Dann würden wir sehr, sehr viel erreichen: Für gesunde Kinder auf einer gesunden Erde. Wirklich ein Traum!

Praktische Impulse →

Um euch, liebe Leser, noch ein paar Impulse an die Hand zu geben, wie man auch bei diesem Thema ins Handeln kommt, haben wir euch unsere TOP-5-Handlungsempfehlungen zusammengestellt, wie man im wahrsten Sinne des Wortes rauskommt und die Natur genießen kann.

Hier sind unsere TOP 5

TIPP NR. 1. AB JETZT WIRD RAUSGEHEN IN DIE NATUR EIN FIXER TERMIN, JEDEN TAG. MACHT DIE NATUR ZUM BESTANDTEIL EURES ALLTAGS!

Plant feste Zeiten in der Woche ein, in denen ihr gemeinsam draußen seid. Dabei ist es egal ob im Wald, im Park oder auf Grünflächen, egal ob allein, mit der Familie oder mit Freunden. Schon 20 Minuten täglich draußen fördern Konzentration und Resilienz und senken das Stresslevel. Es muss nicht immer alles perfekt sein. Es ist wichtig, damit zu starten und es zu einem Ritual werden zu lassen.

TIPP NR. 2. MACHT DIE NATUR ZUM LERN- UND ERLEBNISRAUM!

Nehmt eure Kinder mit raus und lasst sie die Umwelt entdecken, neue Räume bauen, Unbekanntes erforschen und vor allem spielen. Baut mit ihnen eine Laubhütte, balanciert auf Baumstämmen, untersucht oder zählt gemeinsam die Jahresringe eines Baumstumpfs. Das erhöht die Kreativität der Kinder, fördert die Selbstwirksamkeit und stärkt ihre Verbindung zur Natur.

TIPP NR. 3. VERBINDET BEWEGUNG MIT BEZIEHUNG; DAMIT WACHSEN AUCH SOZIALE FÄHIGKEITEN.

Spielt gemeinsam mit euren Kindern, löst draußen Aufgaben als Familienteam, organisiert kleine Naturchallenges mit Freunden eurer Kinder. Das stärkt den Zusammenhalt. Die Natur bietet ideale Bedingungen, um Teamgeist, Empathie und Verantwortungsgefühl zu stärken – ohne Leistungsdruck, aber mit echtem Erleben. Damit werden Erfahrungen erzeugt, die unbezahlbar sind.

TIPP NR. 4. SPRECHT MIT EUREN KINDERN AUF AUGENHÖHE ÜBER NATUR UND NACHHALTIGKEIT!

Wenn ein Baum gefällt wird oder Müll im Park liegt, besprecht gemeinsam das Warum. Warum liegt hier der Müll, wer wirft hier unrechtmäßig seinen Müll weg? Stellt Fragen, wie:

→ Was hätte man anders machen können?
→ Was passiert eigentlich mit dem Müll, wenn der hier liegen bleibt?
→ Was können wir jetzt z. B. aus dem absägten Baum machen?

Das schafft Wertebewusstsein und Verantwortung.

TIPP NR. 5. NUTZT DAS, WAS DA IST! CARPE DIEM!

Wartet nicht auf den nächsten Ausflug ins Grüne. Es ist zwar immer schön, in den Bergen zu sein oder direkt am Wasser, nur ist das immer leichter gesagt als getan. Es ist gut, sich im Naturraum zu bewegen, und das gelingt auch in der Stadt. Es gibt nämlich auch in der Stadt einiges an Natur zu entdecken: Wildkräuter im Straßenpflaster, Insektenhotels am Straßenrand, Regentropfen auf Blättern im Hinterhof. Kinder brauchen keinen perfekten Wald – sie brauchen und wollen vor allem Erlebnisse.

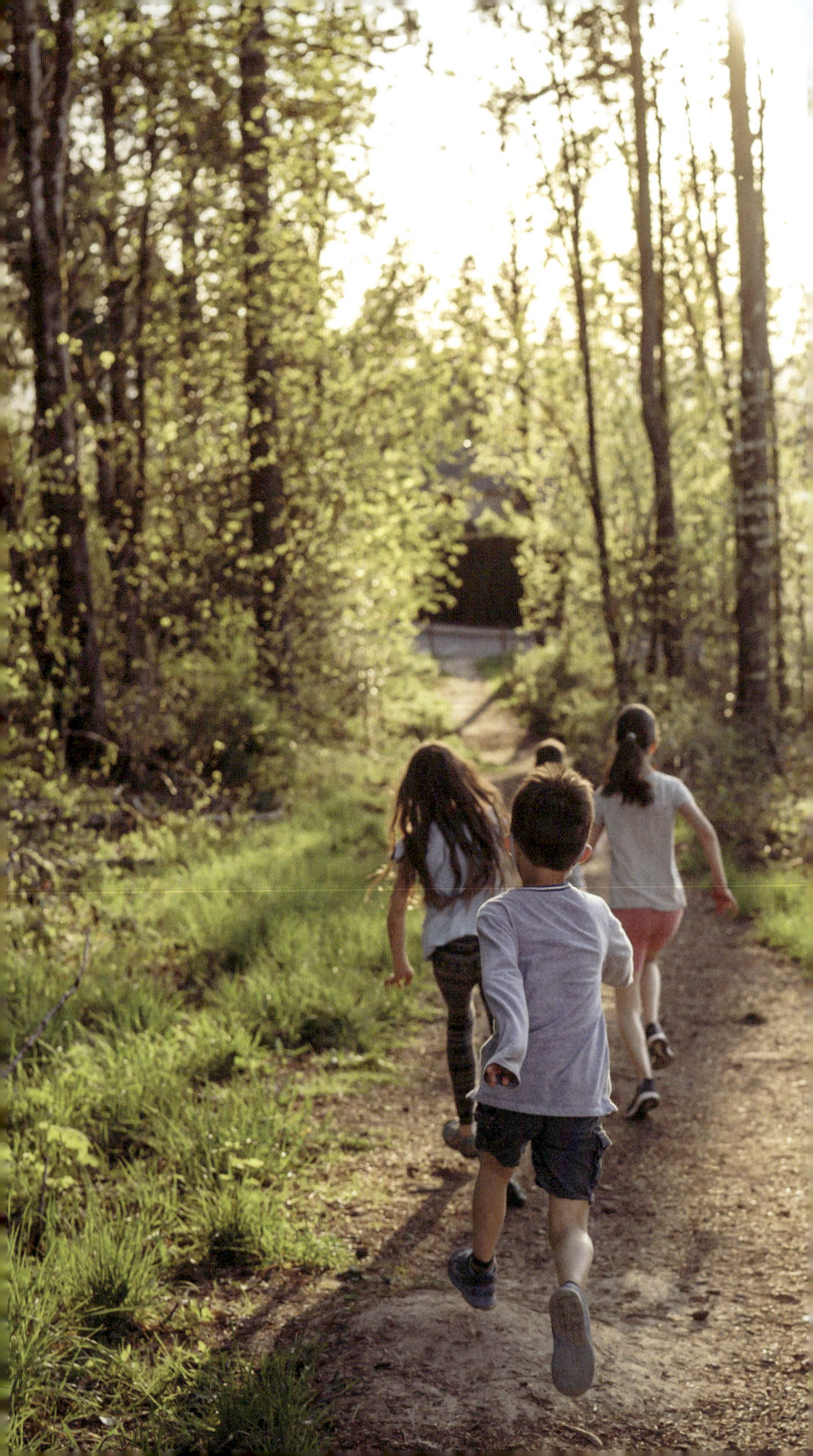

4. KAPITEL VERANTWORTUNG UND ZUTRAUEN

Welchen Einfluss haben Eltern auf das Gesundheitsverhalten ihrer Kinder?

Bevor wir von hier aus direkt zum nächsten Kapitel übergehen, möchte ich mich an dieser Stelle einmal kurz bedanken. Und zwar bei euch, dass ihr euch die Zeit zum Lesen genommen habt und euch für diese Themen interessiert. Zeit ist kostbar, unsere Erde ist es auch, und unsere Kinder sind es sowieso. Deshalb vielen Dank dafür. Und ich will mich gleich noch einmal bedanken, nämlich bei unseren Experten: Von ihnen erfahren wir in diesem Buch viel über die neuesten Erkenntnisse und Forschungsstände, die sie uns einfach und verständlich präsentieren. Ich glaube, nicht nur für mich ist da eine Menge an Neuem und Spannendem dabei, ich lerne auf jeden Fall unheimlich viel beim Arbeiten an diesem Buch.

Unsere Experten haben zahlreiche Fakten zusammengetragen, wissenschaftlich fundierte Fakten, die uns vor Augen führen, wie brisant die Lage und wie wichtig für uns alle eine Bewusstseinsänderung ist – und was wir ganz persönlich tun können. Ich selbst spreche wiederum von meinen Erfahrungen als Sportler und als Vater. Ich erzähle euch von unserem Alltag, denn eine Erfahrung finde ich faszinierend: Häufig sind es nicht die großen Sachen, die einen Unterschied ausmachen, sondern oft schon die kleinen. Wir brauchen nicht nur auf das berühmte „große Ganze" zu starren, sondern können im Kleinen bei uns anfangen. Wie und was frühstücken wir? Welches Verhältnis haben wir zur Natur? Welche Rolle spielen Handy, Social Media und andere digitale Instrumente in unserem Leben? Lieben wir die Bewegung oder nur das Sofa? Sind wir aktiv, sind wir gemeinsam aktiv? Gibt es feste Zeiten und Rhythmen, die unserem Alltag und damit auch uns selbst Halt und Orientierung geben? Welche Fehlerkultur haben wir, und wie motivieren wir uns gegenseitig?

Über manches haben wir schon gesprochen, anderes möchte ich hier in diesem Kapitel erzählen. Und noch einmal: Es geht bei alldem nicht darum, perfekt zu sein. Sondern es geht darum, etwas zu tun – und einfach irgendwo einmal anzufangen. Meine persönlichen Erfahrungen als Vater und Sportler haben mir gezeigt, wie wichtig ein nachhaltiger und gesundheitsbewusster Lebensstil ist. Das und vieles mehr können wir auf unsere Kinder übertragen. Bei ihnen müssen wir anfangen, um wirklich etwas zu bewegen. Unsere Kinder stehen heute vor Herausforderungen, die es in meiner Jugend so noch nicht gab – und genau deshalb müssen wir sicherstellen, dass sie mit den richtigen

Werkzeugen ausgestattet sind, um diese Welt selbstbewusst und erfolgreich zu meistern.

Das kann aber nur gelingen, wenn wir unsere Kinder überzeugen. Und das wiederum klappt nur, wenn wir selbst überzeugt sind. Deshalb müssen wir ein verändertes, ein neues Bewusstsein entwickeln. Ich bin als Sportler ehrgeizig und ich bin es gewohnt, mir hohe Ziele zu setzen. Genauso ist es auch für mich als Vater und bei diesem Thema: Wir brauchen nichts weniger als eine Bewusstseinsänderung unserer Gesellschaft. Doch was global geschehen muss, das muss lokal beginnen. Also vor Ort, in unseren Schulen und Kindergärten, in unseren Familien, bei uns selbst, in unseren Köpfen.

Handys, Tablets und Soziale Medien: Wo ist das echte Leben?

Ich muss jetzt ein bisschen vorsichtig sein, wenn ich eine Episode erzähle, die ich kürzlich erlebt habe. Denn ich möchte nicht, dass sich jemand angegriffen oder verletzt fühlt. Aber trotzdem will ich die Geschichte hier anbringen, weil sie, wie ich glaube, exemplarisch etwas veranschaulicht, das man in unserer Gesellschaft mittlerweile fast überall beobachten kann. Mir geht es dabei nicht darum, auf irgendjemanden mit dem Zeigefinger zu deuten und so zu tun, als würden wir das alles ja viel, viel besser hinkriegen. Nein, mir ist es wichtig, an einer Szene etwas zu demonstrieren, das wir alle aus unserem eigenen Alltag zu hundert Prozent kennen.

Also, ich war neulich in der Eishockey-Halle bei uns in Garmisch-Partenkirchen und habe meinem Sohn beim Training zugeschaut. Eishockey ist in Garmisch ein fester Bestandteil der

Stadtkultur und hat eine lange Tradition. Der SC Riessersee ist mehr als einhundert Jahre alt, der Name stammt vom Rießer See, der südlich von Garmisch im Wettersteingebirge liegt und auf dem die ersten Trainings und Spiele des neugegründeten Vereins stattfanden. 1936 wurden hier sogar Wettbewerbe der Olympischen Spiele ausgetragen. In den Anfangsjahren stellte der SC Riessersee zahlreiche Spieler für die Nationalmannschaft, die überaus erfolgreich waren und 1932 beispielsweise in Lake Placid die olympische Bronzemedaille holten. Zwei Jahre später zog der Verein vom See in die Garmisch-Partenkirchener Olympiahalle, das erste Spiel fand gegen die Eishockeyspieler aus Mailand statt, wenig später besiegten wir den Erzrivalen aus Füssen und wurden zum zweiten Mal Deutscher Meister. Bis 1981 wurden wir insgesamt zehn Mal Deutscher Meister – okay, heute spielen wir nicht mehr ganz oben mit, sondern in der Oberliga. Trotzdem ist Eishockey in Garmisch-Partenkirchen Herzenssache.

Bitte entschuldigt, dass ich in die Geschichte vom SCR eingestiegen bin, aber ich liebe Eishockey und besonders den Teamgeist dieses Sportes. Umso überraschter und auch etwas konsterniert war ich, als ich beim Training saß, den Kindern zuschaute und mir irgendwann eine Mama auffiel. Aber nicht etwa, weil sie ihren Nachwuchs besonders laut anfeuerte oder nervös herumlief. Nein, sie tat gar nichts in der Art. Sie schaute nicht einmal hin, was die Kleinen auf dem Eis trieben, sie starrte vielmehr die ganze Zeit nur auf ihr Smartphone und hielt es in der Hand und telefonierte. Die ganze Zeit! Ich wurde fast etwas traurig und hatte Mitleid mit dem Jungen, der da unten auf dem Eis für seine Mama womöglich alles gab und sich richtig anstrengte, ohne dass sie es überhaupt bemerkte.

Und während ich diese Mama beobachtete, kam mir ein Gedanke, der mich auch im Kontext dieses Kapitels umtreibt: Stell dir vor, der Junge hängt daheim dauernd am Handy, und irgendwann bittet ihn seine Mutter, doch mal etwas anderes zu machen. Was soll sich der Junge denken? Hat die Mutter überhaupt Augen für ihr Kind? Was muss sich das Kind denken, wenn es voller Leidenschaft und Freude der Mama zeigen will, wie gut es schon Eishockey spielen kann? Gibt es nichts Schöneres und Spannenderes, als genau das zu erleben? Mit welchem Recht, wird sich der Kleine denken, soll ich mich eigentlich anders verhalten? Es ist ein Verhalten, das unsere Kinder nicht gerade ermutigt oder motiviert, den „Suchtgriff" nach dem Handy abzulegen und sich auch mal dem zu widmen, was gerade um sie herum passiert. Den Dingen, die wirkliche Realität sind und nicht Fake. Wenn ich mir die Zukunft unserer Kinder vorstelle und mich frage, wie man in Zukunft wertige Bindungen schaffen will, dann kann für mich der Dauerblick aufs Handy nicht die Lösung sein. Erfolge kommen nicht aus dem viereckigen Kästchen, Erfolge kommen aus einem Miteinander im echten Leben.

Die Sozialen Medien und die Möglichkeiten der Digitalisierung haben unsere Welt auf eine Art und Weise verändert, die wir mit Sicherheit als einen der massivsten Paradigmenwechsel der menschlichen Geschichte bezeichnen können. Mit vielen positiven Folgen, von denen wir alle jeden Tag profitieren. Aber eben auch mit Schattenseiten, die in den letzten Jahren immer deutlicher zutage getreten sind und es in Zukunft noch mehr tun werden. Ich will an dieser Stelle aber gar nicht in erster Linie über die Gefahren und Probleme sprechen, die die zunehmende Digitalisierung in unsere Welt und ganz besonders in unsere Kinderzimmer trägt. Und nicht nur in unsere Kinderzimmer: Denn selbst wenn wir Eltern Vorbilder sind und die Zeit, die unsere Kids mit digitalen Geräten verbringen, begrenzen, lauern die Verführungen auch und gerade außerhalb der heimischen vier Wände.

In unseren Schulen zum Beispiel sind Tablets inzwischen zum festen Bestandteil des Unterrichts geworden. Und das gilt nicht nur für weiterführende Schulen, nein, Tablets werden längst auch in der Grundschule eingesetzt und sind aus dem Unterricht dort nicht mehr wegzudenken. Ich frage mich: Warum eigentlich? Warum muss ein sieben- oder achtjähriges Kind am iPad lernen? Medienerziehung und Medienkompetenz heißen dann die Argumente, die einem um die Ohren gehauen werden. Aber ganz ehrlich: Das verstehe ich nicht. Es gibt so viele verschiedene Studien, die klar belegen, wie schädlich diese Bildschirmzeit für Kinder ist. Die guten und nützlichen Effekte sind bewiesen und aus einer modernen Gesellschaft nicht mehr wegzudenken. Frage: Aber auch schon im Kindesalter? Das brauchen die Kinder nicht. Sie kommen noch früh genug damit in Kontakt

Ich finde es in dem Zusammenhang bezeichnend, dass ausgerechnet im Silicon Valley, dem Zentrum des digitalen Zeitalters, immer mehr Eltern, die selbst in IT-Berufen arbeiten, ihren Kindern die Nutzung von Handys oder sozialen Netzen verbieten. Das sagt doch viel aus. Ein anderes Beispiel: Kürzlich war MontanaBlack an einer Berliner Schule. MontanaBlack heißt eigentlich Marcel Eris, MontanaBlack ist der Name, unter dem er vor allem auf Twitch, aber auch auf YouTube oder Instagram zu einem Megastar geworden ist. Und auch er äußerte sich absolut kritisch und pro Handyverbot an Schulen. Ausgerechnet ein Streamer, der sein Geld damit verdient, dass andere Menschen ihm in den Sozialen Medien folgen. Auch das ist bezeichnend.

Nicht nur einen, sondern gleich mehrere Schritte weiter sind in dieser Hinsicht die Menschen „down under“: Die australische Kommunikationsministerin Michelle Rowland hatte vor einiger Zeit eine Statistik veröffentlicht, nach der sich gut zwei Drittel der Vierzehn- bis Siebzehnjährigen in Australien online Inhalte angesehen haben, in denen Gewalt, Drogenmissbrauch oder andere jugendgefährdende Dinge vorkommen. Die Konsequenz: Unternehmen wie TikTok, Instagram oder X müssen eine Alterskontrolle umsetzen, und Jugendliche unter sechzehn dürfen nicht mehr Social Media nutzen. Falls die Unternehmen den Auflagen nicht nachkommen, drohen ihnen Geldstrafen im Millionenbereich. Australiens Premierminister Anthony Albanese ließ sich dazu folgendermaßen zitieren: „Es geht darum, den Kindern eine Kindheit zu ermöglichen. Es ist nichts Soziales daran, dass einige Soziale Medien unsere jungen Australier von echten Freunden und echten Erfahrungen fernhalten." Ausgenommen von dem Verbot sind Dienste wie WhatsApp oder Signal, und auch Videoplattformen wie YouTube sind weiter erlaubt, mit dem Argument: Kinder unter sechzehn Jahren nutzen diese für die Schule.

Australien geht in dieser Sache mit gutem Beispiel voran, und das ist dringend nötig. Man könnte vielleicht noch darüber debattieren, ob es denn wirklich sein muss, dass man YouTube als für die Schule nötig einschätzt, aber immerhin, ein Anfang ist gemacht. Wir Deutschen könnten uns davon etwas abschauen, gerade was das Problembewusstsein in den Familien und vor allem die Veränderung unseres Bildungssystems angeht. Wir brauchen unbedingt neue Konzepte, die unsere Kinder raus aus der digitalen Welt und wieder hinein in die analoge, die echte Welt holen. Zuerst im Unterricht, dann aber auch in der Hinsicht, dass sie auf den Geschmack kommen und es verinnerlichen, dass echte Erfahrungen nachhaltiger sind – und nur „draußen" gemacht werden können, und eben nicht mit einem viereckigen Kasten.

Um solche Konzepte zu entwickeln, braucht es Zeit, Expertise und vor allem Konsequenz. Sie auszuarbeiten, das macht man nicht eben mal so. Unsere Experten in diesem Buch versuchen, Antworten und Impulse für unser Bildungssystem zu geben, sie wissen, wovon ich spreche. Bei den Konzepten sind aber nicht nur Experten gefragt, sondern auch wir Eltern. Wir wissen ja aus unserem Familienalltag, wie die Bedürfnisse unserer Kinder aussehen. Wenn nicht wir, wer dann? Und wir sollten uns auch dringend an der Umsetzung solcher Konzepte beteiligen. Wir sind doch noch vor den Lehrerinnen und Lehrern, noch vor den Kindergärtnerinnen für unsere Kinder verantwortlich und sollten Konzepte mittragen können. Das braucht Geduld, das braucht Kraft, das braucht Konsequenz. Wie viel einfacher ist es, den nörgelnden Vierjährigen einfach vor den Bildschirm zu parken und entspannt selbst im Netz zu surfen. Wenn wir uns bei den Konzepten einbringen, nehmen wir unsere Vorbildrolle und Verantwortung wahr. Und es ist doch so, dass es viel mehr Spaß macht, eigene Konzepte umzusetzen und selber daran zu wachsen und besser zu werden.

Geheime Kraftquellen und unser Lebenselixier

Das Beispiel der Mutter beim Eishockey führt uns deutlich vor Augen: Es ist höchste Zeit. Jeden Tag, den wir länger warten und nicht gegensteuern, ist ein verlorener Tag. Nicht nur für die Kinder, sondern für unser Gesundheitssystem und für unsere Gesellschaft insgesamt. Bewegung, das habe ich an anderer Stelle schon gesagt, bedeutet mentale Gesundheit. Inzwischen wurden zahlreiche Untersuchungen dazu durchgeführt, und die Statistiken sind eindeutig. Basierend auf einer Studie wurde im Deutschen Ärzteblatt beispielsweise dazu geschrieben: „Bewegung ist ein höchst wirkungsvolles und kostenfreies Medikament, mit dem sich bei regelmäßiger Einnahme depressive Symptome um 40 Prozent reduzieren lassen, ganz ohne negative Interventionsnebenwirkungen." Und das Ärzteblatt fährt fort, dass die „positive psychische Adaptation von regelmäßiger körperlicher Muskelaktivierung, wie beispielsweise verstärkte Ausschüttung von körpereigenen Glückshormonen wie Serotonin" oder „Endorphine (...) mittlerweile vielfach nachgewiesen" wurden.

Das ist nur ein Bericht, lediglich eine Studie unter vielen, es gibt unzählige weitere zu diesem Thema. An unserer Kenntnis der Faktenlage kann es also definitiv nicht liegen, dass ein erschreckend hoher Anteil der deutschen Bevölkerung sich viel zu wenig bewegt. Ich verstehe das nicht. Am liebsten würde ich all jene Menschen, die sich eigentlich bewegen könnten, aber nicht wollen, packen und mit auf einen Spaziergang nehmen und ihnen zeigen, wie wunderbar Bewegung ist: dass Bewegung Gesundheit ist und körperlich wie auch geistig guttut. Und zwar in jedem Alter. Ich habe letztens erst einen Bericht über zwei ältere Männer gesehen, einer war 100 und einer war 94 Jahre alt. Die beiden gehen in der Woche noch drei bis vier Mal Tennisspielen. Sport machen sie sogar jeden Tag, und seien es nur Körperübungen. „Nur", wohlgemerkt. Sie haben ihre Routinen und diese Routinen halten sie fit und halten sie jung.

Für mich ist klar: Bewegung ist ein Lebenselixier. Ich sehe das zum Beispiel jeden Tag bei meinem Papa. Der ist mittlerweile 76 Jahre alt, war Leistungssportler und ist topfit. Sport wie überhaupt jede Form von Bewegung gehören für ihn zum Leben wie das tägliche Brot. Und zwar nicht nur körperlich, sondern auch vom Kopf her. Ich glaube, das war schon immer so. Und es wird noch wichtiger, wenn es ihm nicht so gutgeht. Bei mir ist es genauso, gerade dann, wenn ich in echten Krisen stecke. Ich bin deshalb zu einhundert Prozent davon überzeugt, dass es vor allem zwei Kraftquellen waren, die meinen Vater den Tod meiner Mama haben bewältigen lassen: die Familie und der Halt, den er dort hat. Und die Bewegung in der Natur – auch das gibt Halt.

Wir können in der Natur in mehrfacher Hinsicht raus: Wir können raus und die Tapeten gegen Bäume und Wiesen wechseln, wir können raus in die frische Luft unter freiem Himmel, wenn uns die Decke auf den Kopf fällt. Und wir können draußen alles rauslassen, wir können uns verausgaben, schwitzen und vielleicht sogar unsere Emotionen rausschreien. Wir sagen im Deutschen ja, dass wir etwas rausschwitzen müssen, wenn wir z. B. krank sind: Das funktioniert tatsächlich auch emotional. Jede Form von Bewegung, vor allem aber die in der Natur, lässt uns das, was uns krank macht, rausschwitzen und macht uns gesund. Ich glaube, das kennen wir alle, dieses einmalige Gefühl nach dem Sport, wenn wir uns zwar müde und erschöpft fühlen, aber eben gleichzeitig auch sauber und glücklich. Körper und Geist sind dann zufrieden.

Wenn ich von Bewegung spreche, meine ich in erster Linie die körperliche, aber nicht nur. Geistig beweglich zu sein – davon hatten wir es schon –, ist ein ebenso wichtiger Gesundheitsaspekt. Vor allem die Kreativität spielt eine riesengroße Rolle. Deshalb habe ich in den vorangegangenen Kapiteln so stark dafür plädiert, dass unser Bildungssystem nicht nur die „harten" Fächer unterrichten, sondern mehr Wert auf die Förderung von kreativen Talenten legen sollte. Unsere Kinder sollten von klein auf lernen, kreativ zu sein, damit sie diese Fähigkeit ihr Leben lang als Ressource behalten. Wenn wir als Kinder nie in dieser Hinsicht gefördert worden sind, wird es verdammt schwer, plötzlich den Schalter umzulegen und ein kreatives Leben zu führen. Das ist, wie wenn dir jemand im größten Stress sagt: „Hey, sei mal kurz so richtig kreativ." Klappt bestimmt super! Deshalb ist es so wichtig, Kinder sich körperlich und geistig bewegen zu lassen und das zu fördern, damit sie den natürlichen Bewegungsdrang nicht nur ausleben, sondern selbst ausbauen. Dafür habe ich meine Stiftung *Beweg dich schlau!* ins Leben gerufen. Das Programm setzt bereits im Kita-Alter an, Kinder motorisch und kognitiv fit zu halten.

Ich bin überzeugt, dass körperlich und geistig bewegliche Kinder später auch viel wahrscheinlicher physisch und psychisch bewegliche Erwachsene sind. Das ist heute wichtiger denn je. Wir leben in einer Zeit, in der uns Menschen beinahe alles abgenommen wird. Wir haben keinen bewegten Alltag mehr. Wenn du es darauf anlegst, kommst du mit einem Minimum an Bewegung durch dein Leben, die Technik übernimmt, was deine Muskeln machen könnten: Du musst keine Tür mehr öffnen oder die Rollläden runterkurbeln, es reicht die Fernbedienung. Du musst keine Treppen mehr steigen, es gibt Aufzüge und Rolltreppen. Du musst beim Auto kein Fenster mehr runterkurbeln, du drückst einfach auf ein Knöpfchen oder sagst: „Hey Auto, mach mal das Fenster auf." Und das Fenster geht auf. Du musst auch nicht mehr zum Einkaufen radeln, die Waren werden gebracht. Warum zum Essen ausgehen, wenn dir alles geliefert wird? Und warum noch einkaufen gehen, Amazon und Co sind doch längst da?

Unser Alltag mag zwar stressig sein, er ist aber zugleich auch sehr bewegungsfrei. Und das ist: Schwachsinn. Entschuldigung, wenn ich das so deutlich sage. Sich auch noch das kleinste Bisschen abnehmen zu lassen, das ist einfach Schwachsinn. Und wirklich blödsinnig finde ich das Argument: „Die Technik spart uns Zeit, die wir dann nutzen können." Tun wird das? Wofür? Bewegung ist das Einzige, das wir nicht einfach delegieren können, unseren Körper und Geist können wir nicht einfach mal liefern oder austauschen lassen, egal, was wir noch erfinden. Daran werden auch die größenwahnsinnigsten Fantasien in den

Softwareschmieden und Techniklaboren kaum etwas ändern. Eine Maschine braucht Technik. Der Mensch braucht Bewegung.

Das Argument, dass wir mit immer mehr und immer besserer Technik Zeit sparen würden, die wir dann für unsere Hobbys nutzen könnten, hört man ziemlich oft. Die Gleichung lautet dann: weniger Arbeit = mehr (Frei-)Zeit. Diese Freizeit, so scheint es mir, ist oft nur in einem Sinne tatsächlich frei: Sie ist frei von Sinnstiftendem, von Dingen, die uns wirklich erfüllen, die etwas für uns oder für andere oder für unsere Erde bringen. Wir bewegen uns dann nicht mehr und befinden uns somit im Leerlauf, und zwar im wahrsten Sinne des Wortes. Früher sagte man in so einem Fall: „Wer rastet, der rostet." Ich behaupte gerne etwas provokant: „Gesundheit bedeutet, keine Zeit zu haben." Dazu gleich mehr.

„Wer rastet, der rostet", das mag etwas oldschool klingen. Doch dass Kreativität und Aktivität, dass geistige und körperliche Bewegung tatsächlich wichtig sind und wie sehr das der Fall ist, das zeigen zahlreiche Studien. In einer dieser Studien habe ich gelesen, dass Bewegung sich positiv auswirkt und das Risiko älterer Menschen, an Demenz zu erkranken, mindert. In dieser Studie wurden Probanden in einem Seniorenheim über eine längere Zeit begleitet. Darunter befanden sich Senioren, die sich als junge Erwachsene bei einem Tanzkurs kennengelernt hatten. Das Ergebnis: Die Senioren, die noch immer tanzten und sich mit ihren Altersgenossen dazu regelmäßig trafen, erkrankten deutlich seltener an Demenz als ihre Altersgenossen, die keiner solchen körperlichen und vor allem sozialen Aktivität regelmäßig nachgingen. Denn das kommt oft noch dazu: Kreativität und Aktivität verbinden. Natürlich kann man auch allein joggen oder zeichnen; doch sehr viel öfter führen Kunst und Sport zusammen, sehr viel häufiger verbinden uns unsere Hobbys mit anderen Menschen. In einer Zeit, in der Einsamkeit eine der großen Sozialpandemien weltweit ist, sind das entscheidende Faktoren.

Gesundheit bedeutet, keine Zeit zu haben. Dieser Satz beschreibt die einfache Tatsache, dass wir in unserem Leben Aufgaben und Ziele brauchen. Ziele sind etwas Elementares für mich. Du brauchst langfristige Ziele und kannst diese langfristigen Ziele nur mithilfe kurzfristiger Ziele erreichen. Gerade der Leistungssport, so wie ich ihn betrieben habe, lehrt einen das extrem: Mit den Olympischen Spielen bist du in einen Vierjahresrhythmus eingebunden. In diesem olympischen Zyklus arbeitest du jeden Tag darauf hin, dass du am Ende der Zeitspanne dein großes Ziel erreichen kannst. Ob es sich nun um die Teilnahme an den Spielen handelt oder um den Olympiasieg. Jeden Tag investierst du in kleine Ziele, die auf dieses eine große Ziel einzahlen sollen. Und so ist es auch im normalen Leben. Wir benötigen große Ziele, die uns antreiben, und kleine, mit denen wir uns Schritt für Schritt und mit kleinen Erfolgsschritten den großen Zielen nähern.

Manchmal verändert sich dieses langfristige Ziel, weil das Leben anders spielt, als wir es erwartet hatten. So war das beispielsweise bei mir mit meinem Kreuzbandriss kurz vor den Winterspielen 2018 in Korea. In so einem Fall braucht man ein neues langfristiges Ziel, und das waren bei mir die Kinder. Nachdem ich Vater geworden war, bestand mein langfristiges Ziel in dem Plan, es wie mein Großvater und Vater zu schaffen, so fit zu sein, dass ich mit den eigenen Kindern und Enkeln und mit meiner Frau Miri noch gemeinsam zum Skifahren gehen kann, mit ihnen auf einem Berg stehen kann und dankbar runter ins Tal schaue. Schon heute empfinde ich dieses Glücksgefühl, wenn wir alle zusammen unterwegs sind und wenn mein Vater seinen Enkeln vorfährt und erklärt, wie man einen geschnittenen Schwung hinbekommt. Das alles ist gar nicht selbstverständlich, denn Skifahren ist nicht ungefährlich und auch sonst können immer Schicksalsschläge eintreten. Vielleicht ändern sich dann Ziele, aber es werden neue Ziele kommen, für deren Erreichen ich auch alles geben werde. Mein Wahlspruch lautete immer: Hinfallen ist keine Schande, nur Liegenbleiben.

Ohne sie geht wenig: Wie viel wir unseren Großeltern verdanken

Wir haben in diesem Buch sehr viel über uns als Eltern wie überhaupt über den Stellenwert der Familie gesprochen. Ich habe davon erzählt, wie sehr mich meine Eltern geprägt haben und wie viel ich ihnen verdanke. Und zwar nicht nur in Bezug auf mich, sondern auch hinsichtlich meiner Familie, Miri und meiner Kinder. Ohne die Großeltern würde in vielen Familien sehr viel nicht klappen, und deshalb ist auch ihnen dieses Buch gewidmet.

Wir können von unseren Eltern viel lernen, und auch unsere Kinder können von ihren Großeltern extrem viel lernen. Mehr noch: Wir alle können es uns gar nicht leisten, auf das Wissen unserer Eltern und Großeltern zu verzichten. Das ist, wenn man so will, auch eine Form von Nachhaltigkeit – wobei das Wort „Nachhaltigkeit“ in den letzten Jahren vielleicht etwas zu inflationär verwendet wurde, das schöne alte Wort „Erbe“ trifft es auch ganz gut. Ich gebe zu, das ist in einer Zeit, in der – teilweise auch zu Recht – die Generation der Babyboomer wegen ihres Umgangs mit Natur kritisiert wird, nicht ganz unproblematisch. Im Nachhinein weiß man es aber immer besser. Wir sollten daher mit Schuldzuweisungen vorsichtig sein und weder pauschalisieren noch spalten. Die großen Herausforderungen können wir nur gemeinsam meistern. Deshalb ist es mir wichtig, zu betonen, wie wichtig das Erbe unserer Großeltern und Eltern ist und dass wir es nutzen sollten.

Ich persönlich finde es faszinierend, welche Weisheit und Lebenserkenntnisse wir uns gerade bei der älteren Generation holen können. Fast jedes Mal, wenn ich mit meiner Mutter draußen in der Natur unterwegs war, durfte ich wieder etwas Neues über Bäume, Blumen oder Tiere erfahren oder die Mama hat es auch gerne immer wieder gerne neu erklärt. Und zwar auch noch in Zeiten, als ich längst kein kleiner Bub mehr war. Doch was wir von den Älteren erben können, ist nicht nur reines Wissen. Als wir damals unser Haus herrichteten und den Garten anlegten, half uns meine Mutter und schleppte zusammen mit mir die Steine. Sie hatte eine Naturkraft, die war beeindruckend. Natürlich war sie eine herausragende Leistungssportlerin und deshalb als Athletin immer total fit gewesen. Doch meine Mutter hatte eine Urkraft, die man sich nicht mit einem ausgeklügelten Konditionstraining antrainieren kann. Diese Kraft hat mich noch als Erwachsener zutiefst beeindruckt, bis zuletzt. Ich konnte von ihr lernen: Kraft kommt nicht so sehr von Gewichten, sondern von innen heraus, von der Lebenseinstellung, von der Freude am Leben und wie du lebst. Das ist eine Lektion, die ich verinnerlicht habe und die ich meinen Kindern weitergeben möchte.

Unser Haus, wo meine Mutter und ich Steine schleppten, liegt direkt neben dem meiner Eltern. Während andere nicht selten in möglichst großer Distanz zu ihren Eltern leben wollen, war und ist für uns diese Nähe extrem kostbar und wertvoll. Abends kam meine Mutter oft zu uns rüber und fragte, ob noch jemand einen kleinen Spaziergang machen wolle. Das war oft die gleiche Runde durch die Nachbarschaft hinauf auf die „Maxihöhe" zur Kriegergedächtniskapelle. Wir besprachen den Tag, erzählten Geschichten, aber, und das war typisch für meine Mutter, sie wollte mir dabei auch immer etwas aus ihrem Leben erzählen, mir erklären, wieso sich Menschen und die Natur verändern und was man daraus lernen kann. Das war immer schön, es waren tolle Gespräche und wertvolle Augenblicke und wir lachten viel. Heute, da meine Mutter nicht mehr zu uns rüberkommen kann, vermisse ich diese Ausflüge sehr. Und das macht mir eine andere Lektion bewusst, die ich von meinen Eltern gelernt habe und die für uns als Eltern vielleicht sogar die wichtigste ist: Solche Momente sind vergänglich. Darum sollten wir sie suchen. Wir sollten sie nicht verpassen; und wir sollten es nicht verpassen, sie auch für uns und unsere Kinder zu schaffen und nicht auszuweichen, wenn sie möglich sind. Es mag wie eine Floskel klingen, doch es stimmt einfach: Wir haben nur eine bestimmte Zeit geschenkt bekommen, und wenn sie vergangen ist, bekommen wir sie nie wieder zurück. Es war das innerste Bedürfnis meiner Mutter, ihre Botschaften durch das Miteinander und das Füreinander zu vermitteln. Die vielen gemeinsamen Wege in der Natur spielten dabei die wichtigste Rolle. Selbst die damals noch so kleinen Enkel wissen noch genau, was ihnen die Oma beigebracht und vermittelt hat. Sie erinnern sich genau und werden beherzigen, was sie erfahren durften. Mutters wichtigstes Geschenk war Zeit, materielle Geschenke bedeuteten ihr gar nichts. Zeit war das Kostbarste, was sie uns schenken konnte, und sie hat uns jede Zeit geschenkt.

Dieses Zeitgeschenk hat einen zusätzlichen höchsten Wert: Es ist so etwas wie eine eigene Währung. Eine Währung, über die jeder von uns verfügt. Sehr wahrscheinlich ist das nicht für jeden im gleichen Umfang der Fall, eine Alleinerziehende ohne größeren Freundeskreis oder die Familie in der Nähe wird viel mehr Herausforderungen zu bewältigen haben als wir. Doch ein wenig Guthaben hat jeder auf seinem Zeitkonto, und das Großartige daran ist, dass dieses Konto mit umgekehrten Zinsen arbeitet. Nur wenn wir etwas ausgeben, bekommen wir auch etwas zurück. Das ist wie bei Momo, vielleicht erinnerst du dich noch an dieses wunderbare Buch von Michael Ende, der hier in Garmisch-Partenkirchen lebte. Unser Zeitkonto können wir mit anderen teilen, und dadurch erhalten wir immer etwas zurück. Etwas, das nicht nur Lust und Laune macht, sondern das uns auch in schwierigen Momenten trägt, wenn die Zeit keine einfache ist.

Auch da muss ich wieder an meine Mama denken. An etwas, das sie mir ganz zum Schluss vor ihrem Tod sagte: „Schaut, es ist alles gut, es ist schön, weil wir alle so zusammen sind. Ich habe meinen Mann um mich, ich habe meine Kinder um mich, ich hab meine Enkelkinder um mich herum ... Seid alle dankbar für das, was wir miteinander erleben durften. Ich bin dankbar für dieses Leben. Schaut nach vorne und kümmert euch um die Kinder!" Und mit den Kindern meinte sie nicht nur die eigenen, sondern alle Kinder, um die wir uns kümmern sollten.

Unsere starken Kinder: Wie wir ihnen helfen können – und was wir von ihnen lernen dürfen

Für mich ist es emotional nicht einfach, an dieser Stelle einen Cut zu machen, das kannst du dir bestimmt vorstellen. Doch ich muss unbedingt noch über etwas anderes sprechen, das ich ebenfalls von meiner Mama und auch von meinem Vater gelernt habe. Wir haben in diesem Buch bereits ein paar Mal über das gesprochen, was wir „Werte" nennen: Respekt, Dankbarkeit, Bodenständigkeit, Fleiß, das sind für mich die wichtigsten Werte. Doch meine Eltern haben mir noch etwas anderes vermittelt, das irgendwie auch zu den Werten zählt. Es handelt sich um Werte, die noch stärker auf uns selbst ausgerichtet sind, dadurch aber auch nach außen strahlen und wichtig für unser Umfeld sind. Werte, die wir als Eltern bei unseren Kindern von Anfang an vermitteln und fördern können.

Vor einigen Jahren berichteten die Medien über wissenschaftliche Untersuchungen, deren Gegenstand für alle Kinder und Jugendliche auf den ersten Blick wie billige Fake News oder ein abgekartetes Spiel unter Erwachsenen erscheinen muss: Die Harvard Medical School und die Universität Minnesota sehen es als erwiesen an, dass Kinder, die regelmäßig im Haushalt helfen, später teamfähiger, sozial engagierter und selbstbewusster sind. Wie gesagt: Für unsere Kids klingt das bestimmt nur wie ein mieser Trick, um das Geschirrspülen oder Müllrausbringen schönzureden. Das hätte ich als Kind auch so gesehen.

Aber im Ernst: Die Forscher erklären, dass die Kinder durch das Mitarbeiten zu Hause einerseits soziale Fähigkeiten erlernen und sich andererseits durch das Gefühl, einen Beitrag zu leisten, auch stärker gebraucht, integriert und dadurch insgesamt selbstbewusster fühlen. Das bilde die Basis für höhere Chancen auf späteren Erfolg im Privaten wie im Beruflichen.

Kinder nicht nur in Watte zu packen, ihnen etwas zuzutrauen, ihnen auch Aufgaben zu übergeben, ist heute gar nicht so selbstverständlich, wie man es eigentlich vermuten möchte. Als Eltern wollen wir nur das Beste für unsere Kinder, doch das bedeutet manchmal eben auch, dass wir ihnen etwas zumuten müssen. Nur in Watte gepackt, entwickelt man keine Ecken und Kanten, die eine Persönlichkeit ausmachen.

Natürlich meckern Kinder und haben keinen Bock auf Hausarbeit. Doch es gehört zu unserem Job als Eltern, hier nicht nachzugeben und hartnäckig zu bleiben. Und selbst mit gutem Beispiel voranzugehen.

Wir alle möchten, dass unsere Kinder verantwortungsbewusste und selbstbewusste Kinder, Teenager und irgendwann auch Erwachsene werden. Doch wenn wir das wollen, dann sollten wir ihnen das vorleben. Zum Verantwortungsbewusstsein gehört es, dass es eben nicht wurscht ist, was mit der Erde passiert, und dass wir nicht im „Nach mir die Sintflut"-Modus leben.

In wahrscheinlich keinem anderen Bereich können wir unseren Kindern so gut vorleben, was Verantwortung bedeutet, wie bei dem Thema „gesunde Erde": Schützen wir die Erde, dann tun wir etwas für die Erde, aber selbstverständlich tun wir auch etwas für uns. Das geschieht ganz konkret, indem wir uns beispielsweise dafür engagieren, dass nicht noch mehr Wälder wegsterben oder dass unsere Städte keine Hitzekessel werden, sondern lebenswert bleiben. Oder indem wir dafür sorgen, dass Lebensmittel noch nach Leben schmecken und nicht nur nach Mittel. Der Schutz der Erde ist in diesem Sinne eigentlich ziemlich egoistisch, weil er direkt uns selbst nutzt. Das klingt noch nicht unbedingt super verantwortungsvoll. Doch wir schützen die Erde eben auch für die Schwächeren unter uns, für die Alten und Armen, für die Kinder. Und das ist nicht mehr egoistisch, das ist schon gelebte Verantwortung. Und wenn wir dann in unser Handeln und Denken noch einfließen lassen, dass wir damit auch die Kinder unserer Kinder im Blick haben, wächst unsere Verantwortung noch ein Stück. Dabei ist es nicht einmal so, dass diese Kinder unserer Kinder extrem weit von uns entfernt wären: Wir können unsere Enkel lachen hören und laufen sehen – wir haben diejenigen, deren Erde wir andernfalls kaputtmachen würden, direkt vor Augen.

Wenn dann das Argument kommt, wir könnten ja eh nichts machen, hilft uns ein einfaches Beispiel, dagegenzuhalten: Stellen wir uns vor, wir sind irgendwann einmal selbst Oma oder Opa und freuen uns auf den Besuch der Enkelkinder. Sie kommen vorbei, die Enkelin hustet die ganze Zeit, ihr Asthma wird durch die Luftverschmutzung stärker. Der Enkel glotzt die ganze Zeit auf sein Tablet, oder was es an neuen technischen Spielereien gibt, und bekommt keinen einzigen geraden Satz raus. Dann liegt doch eine Frage in der Luft: „Oma, Opa, habt ihr damals euer Bestes getan, um das zu verhindern?“ Wie gerne würden wir dann aus voller Überzeugung sagen können: „Ja, haben wir.“ Und sei es auch nur zu uns selbst.

Dazu gehört Selbstbewusstsein, die zweite Eigenschaft, die wir sicher alle bei unseren Kindern gerne sehen würden. In dem Sinne, dass wir uns trauen, gegen den Strom zu schwimmen, und das unseren Kindern vorleben. Wir müssen nicht – sorry für den Ausdruck – mit der Umweltwildsauherde mitstampfen. Wir sollten unseren eigenen Weg finden, im Einklang mit der Natur. Und wir brauchen auch nicht jeden technischen Blödsinn mitzumachen, sondern können ganz gelassen sagen: „Schau, das haben wir gar nicht nötig, das brauchen wir nicht.“ Wir können die Technik lieben, wir können modern und gut leben, doch wir sollten das gerade tun, indem wir manchmal auf unseren eigenen Kopf vertrauen und unseren eigenen Weg gehen. Dann sind wir unseren Kids ein Vorbild an Selbstbewusstsein. Ein Selbstbewusstsein, das zusammen mit dem Verantwortungsbewusstsein eben nicht egoistisch ist. Gesunde Kinder, das sind verantwortungs- und selbstbewusste Kinder.

Eng mit dem Selbstbewusstsein hängt nicht allein sprachlich ein anderer Schlüsselbegriff in der Persönlichkeitsentwicklung zusammen: Ich rede vom Selbstvertrauen. Wir haben darüber schon im ersten Kapitel gesprochen, als es um die richtige Fehlerkultur ging. Ich erzählte euch aus meiner Kindheit, wie mein Vater einen Sturz von mir nicht etwa bedauerte, sondern regelrecht bewunderte. „Felix, das war ein super Sturz. Wow!“ Meine Eltern gaben mir immer das Gefühl: Hey, wir glauben, dass du das hinkriegst. Du kannst das, wir vertrauen dir. Aus diesem Vertrauen, das meine Eltern in mich setzten, wuchs langsam mein eigenes Vertrauen in mich heran, mein Selbstvertrauen eben. Interessanterweise geschah dies nach bittersten Niederlagen. Das Grundvertrauen meiner Eltern und die klare Ansage, dass Skirennsport nicht alles im Leben ist, haben mir das Vertrauen und die Zuversicht gegeben, es doch zu schaffen und mir meine Träume zu erfüllen. Ich durfte meinen eigenen Weg finden und mich selbstständig entwickeln. Eine entscheidende Antriebskraft war dabei die Leidenschaft für meinen Sport, in kaum einer anderen Sportart kann man die Natur schöner, aber auch härter erleben. Diese Erlebnisse und Gefühle möchte ich allen Kindern vermitteln und sie motivieren, sich dafür zu engagieren. Am Ende ist es dann nicht wichtig, Goldmedaillen gewonnen zu haben, die Kombination aus Bewegung, Sport und Natur sind der große Gewinn fürs Leben.

Zurück zu den Verletzungen: Wenn du so schwere Verletzungen hast wie ich, dann gibt es Momente, in denen wichtige Personen in deinem Umfeld mehr Vertrauen in dich haben als du selbst. Und das auch zeigen und begründen. Wie gesagt, entscheidend sind die Eltern, aber auch ein Umfeld gehört dazu, das dich durch solche Krisen trägt, dich aufbaut und stärkt, das mit dir Wege aus der Krise sucht und dir das Gefühl gibt, alles für dich zu tun, um aus der Krise herauszukommen. Diese Menschen sind ein bisschen wie ein Überbrückungskabel, wenn die Batterie beim Auto leer ist: Es braucht Energie von außen, damit der Motor anspringt und wieder auf Hochtouren kommt.

Bei Kindern ist das am Anfang auch so, aber vielleicht auch etwas anders: Kinder haben ja eigentlich keine Angst, bei uns in

Bayern würde man sagen: „Sie scheißen sich nix." Wer sie bremst, wer eigentlich Angst hat, das sind oft wir Eltern. Aber wenn dem Kind eine Sache Spaß macht, warum denn nicht? Weshalb müssen wir unsere Kinder immer bremsen? Warum sagen wir denn ständig: „Hey, nein, passt auf." Oder: „Mach das nicht, mach dies nicht, mach jenes nicht." Oder: „Du kannst das nicht, du bist noch zu jung, zu klein – du wirst dir wehtun." Statt zu bremsen, sollten wir helfen, dass der Selbstvertrauensmotor anspringt. Indem wir unsere Sorgen auch einmal zurückhalten, Vertrauen in unsere Kinder haben und es ihnen auch zeigen, damit sie das als Rückenwind nehmen, um Selbstvertrauen zu entwickeln. Die Gleichung ist im Alltag nicht ganz einfach, das weiß ich als Papa, aber sie stimmt: ohne Vertrauen, kein Selbstvertrauen.

Wir bremsen unsere Kinder oft in ihrer Neugierde und in ihrem natürlichen Entdeckertrieb – und damit in ihrer Entwicklung von Selbstbewusstsein. Natürlich gibt es Situationen, in denen wir unseren Kindern Grenzen setzen müssen. Allerdings nur selten, wenn es um die Bewegung geht. Ihre Grenzen sollen sie selbst ausloten dürfen, das ist das Privileg der Jugend. Kindheit ist in einem gewissen Sinne noch grenzenlos, und die Unbekümmertheit der Kindheit ist eine Superkraft, die wir als Erwachsene irgendwann zum Großteil verlieren. Lassen wir unsere Kinder ihre Kindheit ausreizen, lassen wir sie ihre Grenzen selbst erfahren. Nicht in der Theorie, weil Mama oder Papa sagen, was die Grenze ist. In der Praxis, draußen, sollen sie ihre Grenzen austesten.

Wenn ein Kind an einem Baum hochklettert, dann kann es schon einmal passieren, dass es sich einen Kratzer oder eine Schramme holt. Vielleicht fällt es sogar herunter – doch dann können wir ja zur Stelle sein und unser Kind auffangen. Das ist im Leben nicht anders. Wenn wir aber schon nach den ersten Ästen hysterisch rufen: „Um Gottes Willen, bitte bloß nicht höher, das ist gefährlich“, dann wird das Kind nicht weiterklettern. Klettert es aber nicht weiter, wird es auch nicht nach oben kommen. Und wenn unser Kind nicht nach oben kommt, wird es auch niemals erfahren, wie es da oben eigentlich ausschaut. Aber was gibt es Schöneres, als oben in den Ästen eines Baums zu sitzen und nach unten zu schauen und zu sehen: Ach, so sieht es hier oben also aus!

Kind sein, das ist für mich, den Baum hochzuklettern, die frische Luft einzusaugen, den Wind in den Haaren zu spüren, nach unten zu gucken und zu denken: „So sieht also die Erde von oben aus.“ Und zu wissen: „Ich kann's. Ich kann hoch hinaus.“ Ermöglichen wir unseren Kindern, auf Bäume zu klettern und die Welt von oben zu sehen. Haben wir keine Angst, wir sind schon rechtzeitig zur Stelle, um sie aufzufangen, wenn sie doch mal fallen. Und: Lernen wir doch von unseren Kindern und erinnern uns, wie es war, als wir als Kinder auf Bäume geklettert sind. Vielleicht hilft uns das und wir beginnen wieder selbst auf Bäume zu klettern, und sei es nur im übertragenen Sinne, und die Erde aus einer neuen Perspektive zu sehen. Eine Perspektive, die uns klarmacht, was eine gesunde Erde bedeutet – für uns und für die Gesundheit unserer Kinder.

Klettern wir wieder auf Bäume, trauen wir uns wieder hoch hinaus: Wir haben viel darüber gesprochen, was wir unseren Kindern mitgeben und was sie von uns lernen können. Nur: Es ist oft auch genau andersherum. Wir vergessen manchmal, wie viel uns unsere Kinder geben und was wir von ihnen lernen können. Nicht nur beim Klettern auf Bäume.

Das Lernerlebnis mit unseren Kindern beginnt beim Allereinfachsten, beim natürlichen Bewegungsdrang: Probier einfach mal, dich den ganzen Tag so viel zu bewegen wie ein Kind. Keine Chance! Diese Energie aufzubringen ist für uns Erwachsene schier unmöglich. Doch wir können daraus selbst Energie ziehen und uns mitreißen lassen. Wenn uns der Sohnemann unbedingt zum Spielen zerren will und wir auf der Couch liegen – vielleicht zu Recht und von der Arbeit völlig geschafft –, wenn wir uns dann überwinden und noch ein paar Mal den Ball gegen das Geragentor kicken oder ihn in der Schaukel anstoßen, dann ist das später ein viel besseres Gefühl, als wenn wir auf der Couch eingepennt und irgendwann vom Fernseher geweckt worden wären. Ich meine das gar nicht verurteilend, manchmal muss und darf das genau so sein. Aber ganz, ganz oft sind wir am Ende viel ausgelasteter, weil wir uns überwunden und noch einmal bewegt haben. Unsere Kinder sind dafür die optimalen Motivatoren.

Etwas anderes, das wir uns abschauen und woran wir uns erinnern lassen können, sind die Neugierde, das Staunen und die Ehrlichkeit. Wir haben so viel gesehen und so viel erlebt, wer von uns kann noch so richtig aus vollem Herzen staunen? Wer kann sich so richtig über einen Frosch freuen, der über die Wiese hüpft, oder über eine Tüte voller Schokoladeneis, das das ganze Gesicht verschmiert? Wir haben viel über ernste Themen gesprochen, doch das Staunen und die Freude, die gehören zum Beweglichsein dazu. Für mich ist es mit das Größte, wenn meine Kinder irgendetwas Neues entdecken, wenn ihre Augen weit und noch weiter werden und der Mund ein Oval, in dem die Welt fast versinkt. So staunen zu können, das wünsche ich mir immer wieder. Und ich wünsche mir, den Kindern Möglichkeiten des Staunens geben und von ihnen das Staunen wieder ein Stück weit lernen zu können. Sich von ihnen daran erinnern zu lassen, dass das Leben nicht selbstverständlich, sondern staunenswert ist, das ist ein unbezahlbares Geschenk. Seien wir nicht abgestumpft und abgebrüht, seien wir wieder etwas unerwachsen, und staunen wir wieder mehr: Ich glaube, eine Welt, auf der wieder mehr gestaunt wird, ist eine bessere Welt. Und unsere Erde, die gibt uns Millionen von Gründen zu staunen – allein deshalb sollten wir auf sie aufpassen. *Gesunde Erde. Gesunde Kinder.* durch staunende Kinder und staunende Erwachsene.

Etwas, das ich ebenfalls von Kindern gelernt habe und immer noch lerne, und zwar nicht erst, seitdem ich Papa bin, habe ich oben schon einmal angesprochen. Als ich noch Skirennen fuhr, waren Zeiten, Podestplätze und am besten noch Siege das, was zählte und wofür sich die meisten Menschen interessierten. Meine Familie war da anders, doch trotzdem besteht die Blase, in der du dich als Sportler befindest, nun einmal aus vielen Menschen, die sich in erster Linie für deine Resultate interessieren. Das meine ich nicht als Vorwurf, schließlich ist es ihr Job. Doch ich fand es in diesem Zusammenhang immer faszinierend, wie Kinder auf mich reagierten, wenn ich sie traf. Klar, sie wussten schon irgendwie, dass ich Sportler oder erfolgreich war. Doch es interessierte sie am Ende wenig, ob ich nun gerade am Wochenende gewonnen oder verloren hatte. Es war ihnen völlig wurscht, sie haben nicht geurteilt. Viel mehr interessierten sie sich dafür, ob ich mir Zeit für sie nahm, ob ich mit ihnen spielte, ob ich gut drauf war und lachte. Sie spürten das auf irgendeine besondere und unerklärliche Weise, in genau diesem Moment. Das ist heute noch immer so, und bei meinen Kindern daheim ist es nicht anders.

Das relativiert sehr viele Dinge und ist eigentlich das Ehrlichste, was man im Leben erfahren kann. Es ist so schön, ich liebe das. Selbst wenn ein Mädchen zu dir sagt: „Du bist ein Depp“, dann ist das auch super. Denn dann denkst du: „Okay, vielleicht hat sie recht.“ Auf jeden Fall meint sie es ehrlich.

Kinder, im Normalfall zumindest, treten uns so offen gegenüber und sie spüren, ob da jemand ist, der sich für sie interessiert, der Freude hat, der zufrieden ist. Ich kann das natürlich nicht wissenschaftlich erklären, aber mir kommt es manchmal vor, als hätten Kinder einen siebten Sinn für Lebensfreude, als hätten sie Detektoren, mit denen sie genau fühlen können, wie es jemandem wirklich geht. Von unseren Kindern lernen wir mehr über uns, als wir glauben. Und vielleicht erfahren wir von ihnen erst, ob wir wirklich zufrieden sind im Leben.

Meine Fragen an den Experten

Prof. Dr. Christian Andrä sagt von sich, dass er leidenschaftlich gerne kreative Bewegungsspielideen entwickelt. Diese Leidenschaft führte uns in meinem Programm *Beweg dich schlau!* zusammen. Er ist als Experte Teil unserer Multiplikatorenausbildung, er bildet also unsere Coaches aus, die die Bewegungsinhalte von *Beweg dich schlau!* in die Kitas und Schulen bringen, und zwar so, dass sie bei den Kindern auch wirken können.

Er ist Sport- und Erziehungswissenschaftler an der Fachhochschule für Sport und Management Potsdam und leitet die Forschungsgruppe „Bewegte Schule" an der Universität Leipzig.

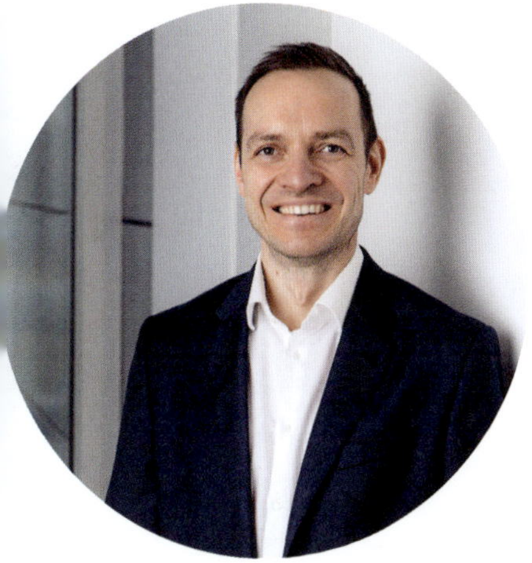

„Kinder zu befähigen, eigene Erfahrungen zu machen, ist pädagogisch sehr wertvoll, und das wünsche ich mir für alle Kinder."

Prof. Dr. Christian Andrä

Lieber Christian, ich freue mich sehr, dass wir auch hier in diesem Buch zusammenarbeiten und so von deiner Expertise profitieren können, wenn es um die Vorbildfunktion geht, die wir als Eltern haben. Mit dieser Vorbildfunktion bringen wir unsere Kinder früh in Bewegung, damit sie gesund aufwachsen können.

FELIX: Steigen wir direkt ein. Thema Vorbilder. Wenn ich mir die Zukunft vorstelle und an die Mutter denke, von der ich erzählt habe, die die ganze Zeit selbst am Handy hängt, stelle ich mir die Frage, wie sie es wohl hinkriegen kann, ihr eigenes Kind vom Handy fernzuhalten. Wie kann das funktionieren? Und überhaupt: Wie sollen wir es schaffen, ein Bewusstsein zu entwickeln, dass der Spielplatz der Kinder draußen sein soll und nicht vor dem Handy?

CHRISTIAN: Das ist tatsächlich eine knifflige Angelegenheit. Hier spielen aus meiner Sicht zwei Faktoren eine ganz zentrale Rolle.

Erstens sind sich Eltern leider durchschnittlich zu wenig bewusst, wie groß der Einfluss ist, den sie auf ihre Kinder wirklich haben. Kinder lernen am Modell und viel über vorgelebte Verhaltensweisen und Gewohnheiten. Wenn also ein Elternteil die ganze Zeit am Handy ist, z. B. am Esstisch, darf man sich nicht wundern, wenn die Kinder es genauso machen. Wenn man dann das Kind maßregelt, dass es das nicht darf, stößt das beim Kind zu Recht auf Unverständnis. In einer Studie von 2019 zur „Elternschaft heute“ am Institut für Demoskopie Allensbach wurde gezeigt, dass 73 Prozent der Eltern glauben, dass sie den Erfolg ihrer Kinder nur bedingt beeinflussen können. Meiner

Meinung nach wird zu viel Anteil der Erziehung und auch der Erziehungsverantwortung an die Pädagoginnen und Pädagogen abgegeben und der elterliche Einfluss unterschätzt.

Zweitens müssen wir den Kindern die Möglichkeit eröffnen, die Welt draußen, z. B. in der Natur, in ihrer Ganzheitlichkeit zu erfahren. Sie kennen sie zumeist nicht, und wir wundern uns, warum sie es nicht wollen. Ich bin davon überzeugt, dass die Kinder es auch wollen, wenn wir sie nur heranführen und sie ihre eigenen Erfahrungen machen lassen.

Und dann muss man beide Punkte miteinander verbinden. Kinder sollen sehen, wie wir als Erwachsene auch immer wieder einfache Naturerlebnisse suchen. Es liegt also vorrangig an uns. Die Kinder werden nicht mit einer Abneigung der Natur gegenüber geboren!

Die Familie und die Gesellschaft geben Kindern in ihrem Aufwachsen die Strukturen vor. Und ja, der technische Fortschritt wirkt sich nicht gerade förderlich für Offenheit für die Naturerlebnisse aus. Dann sollte es aber gerade unser Auftrag sein, den Kindern die Natur in all ihrer Besonderheit näherzubringen.

FELIX: Absolut, das sehe ich jeden Tag bei meinen eigenen Kindern: Wenn du ihnen Dinge glaubhaft vormachst, übernehmen sie sie. Sie schauen sich das genau ab, sie hören zu, sie fühlen es. Was genau passiert da eigentlich bei Kindern?

CHRISTIAN: Lernen funktioniert am besten, wenn es multisensorisch geschieht, also mit möglichst vielen Sinnen. Die klassische Lerntypentheorie, nach der es z. B. visuelle, auditive oder haptische Lerntypen gibt, hat keine wissenschaftliche Evidenz. Trotzdem bin ich persönlich der Meinung, dass die Menschen beim Lernen ihre Präferenzen haben. Ich selbst bin ein visueller

Typ, habe aber auch einen starken Fokus auf das Bewegungsempfinden (die Kinästhesie). Deine Kinder z. B. sehen, wie du es machst und machen es dann nach. Sicher erhalten sie noch einen taktilen Hinweis, d. h. eine gewisse Führung, z. B. durch eine kleine Berührung oder einen Tipp zur Bewegungsvorstellung. Dadurch bekommen sie eine Vorstellung zur Bewegungsausführung.

Fakt ist, je mehr Sinne im Lehr- und Lernvorgang integriert werden, desto größer ist die Chance, dass der Lernstoff oder die Übung gut verstanden und langfristig abgespeichert wird.

Das Vorbild charakterisiert sich stark durch die emotionale Bindung, wie das eben gerade im Verhältnis von Kindern zu ihren Eltern der Fall ist. Die Rolle können aber auch Trainerinnen oder Pädagogen in der Schule übernehmen. Vor allem geht es darum, dass diese Personen sich für die Kinder interessieren, sie wertschätzen und sie überhaupt sehen – das merken Kinder sofort.

FELIX: Du sagtest vorhin, dass Kinder Strukturen brauchen. Miri und ich sprechen oft darüber, dass wir selbst jede Menge Fehler machen und deswegen auch gar nicht immer alles vorgeben können und wollen. Was wir zusätzlich machen, ist, die Großeltern der Kinder miteinzubeziehen, weil wir die Möglichkeiten vor Ort haben. Das halten wir für sehr wichtig. Was kann das in den Kindern auslösen?

CHRISTIAN: Das zu tun, entspricht vollkommen meiner Meinung! Wir brauchen mehr generelle Gelegenheiten für gemeinsame, generationsübergreifende Aktivitäten. Aufgrund deren Lebenserfahrung können junge Kinder viel von älteren Menschen lernen. Aber auch umgekehrt können ältere Menschen aufgrund ihrer Unbekümmertheit viel von Kindern lernen. Über die Familie hinaus sollte man diesen Austausch mit konkreten Angeboten fördern, etwa in Senioren-Kind-Sportgruppen, in denen Senioren sich auch gemeinsam mit Kindern bewegen. Ich sage immer, dass beide Generationen unbedingt motorische Fähigkeiten und Fertigkeiten brauchen. Die einen erlernen Bewegungsabläufe zum ersten Mal, und die anderen erlernen sie wieder oder vielleicht auch zum ersten Mal. Ich folge generell dem Prinzip, dass jeder Mensch alles lernen kann, wenn er es nur möchte. Natürlich hängt es von verschiedenen Faktoren wie dem Alter, der Vorerfahrung, der gesundheitlichen Verfassung und dem Interesse ab, aber meines Erachtens ist definitiv nichts unmöglich.

FELIX: Ich stelle mir oft die Frage, warum wir Kinder ständig bremsen und sie behandeln, als wären sie ein rohes Ei. Ich glaube, dass man ihnen damit eher schadet. Mein Papa war nicht übervorsichtig, im Gegenteil, wenn es mich geschmissen hat, hat er mich dabei sogar bekräftigt: „Man, das war ein cooler Sturz.“ Das hat mir im Nachhinein geholfen, wieder aufzustehen und weiterzumachen. Aber wenn ein Kind auf einen Baum klettert und ich sofort rufe: „Um Gottes Willen, bitte nicht höher, das ist gefährlich!“, dann wird es nie selbst erkennen, wann es tatsächlich gefährlich wird. Gibt es hier ein Richtig oder Falsch?

CHRISTIAN: Da hattest du einen coolen Vater. Genauso sollte es sein. Eltern müssen verstehen, dass sie durch ihre Übersorgtheit Kinder in ihrer Entwicklung eher bremsen als fördern. Wenn sie das begreifen, dann werden sie auch anders handeln.

Kinder zu befähigen, eigene Erfahrungen zu machen, ist pädagogisch sehr wertvoll, und das wünsche ich mir für alle Kinder. Und dabei muss auch nicht alles gelingen – im Gegenteil, wenn etwas (noch) nicht klappt, führt das meist zu einem größerem Lernzuwachs, als wenn es gleich funktioniert.

Das Klettern in den Bäumen ist ein Paradebeispiel dafür, wie es laufen soll. Klar sollte man für das Kind da sein und, für den Fall der Fälle, unten stehen. Aber ich kann mir auch gut vorstellen, dass man gemeinsam mit dem Kind auf den Baum klettert. Dann aber nicht als derjenige, der vorgibt, wie es funktioniert, sondern als der, der einfach mitmacht. Dann gehen die Kinder – im wahrsten Sinne des Wortes – ihren eigenen Weg. Und generell muss gelten: So wenig Hilfe wie möglich, so viel Hilfe wie nötig! Dann machen Kinder ihre eigenen Erfahrungen, und das ist enorm wertvoll.

FELIX: Wenn ich Kindern so zusehe, frage ich mich oft: Warum haben Kinder von Natur aus einen so starken Bewegungsdrang? Steckt da mehr dahinter als bloßer Spieltrieb oder ein natürlicher Bewegungsdrang?

CHRISTIAN: Die Antwort setzt sich aus meiner Sicht aus einer entwicklungsbedingten Neugierde und den dazugehörigen physiologischen Voraussetzungen von Kindern zusammen.

Kinder wollen entdecken und lernen – sie haben die Begeisterung, möglichst viele Dinge zu erfahren. Sie möchten praktisch möglichst alles in ihrer Umgebung erforschen.

Bewegung ist dabei eine grundlegende Voraussetzung für kindliche Entwicklungsprozesse, und der eigene Antrieb ermöglicht wichtige sinnliche Erfahrungen. Man muss in diesem Zusammenhang hervorheben, dass sich der Mensch in der frühen

Kindheit am allermeisten entwickelt. Gerade bei Kleinkindern wird deutlich, dass Bewegung von ihnen als eine Art Erfahrungsorgan und Gestaltungsinstrument genutzt wird, weil sie sich etwa verbal noch nicht so gut mitteilen können. Sinn und Verstand bilden sich übers Handeln aus.

Zudem gibt es noch eine weitere Erklärung für den kindlichen Bewegungsdrang. Studien konnten zeigen, dass Geschwindigkeit und Ausmaß der Ermüdung bei acht- bis zwölfjährigen Kindern ähnlich sind wie bei gut trainierten erwachsenen Ausdauersportlern. Wenn man auf den Erholungsprozess nach Belastungen schaut, dann waren die Werte sogar besser als bei trainierten Erwachsenen. Ihr Herzschlag beruhigte sich schneller, und auch der Abbau von Laktat, dem Stoff, der dazu führt, dass die Muskeln ermüden und brennen, erfolgte zügiger.

Die Erklärung ist, dass die Kinder mehr den aeroben Stoffwechsel nutzen, bei dem viel Energie geliefert wird. Kinder haben vor der Pubertät, also vor der Hormonumstellung, besonders müdigkeitsresistente Muskeln und sind dadurch – auch bei hochintensiven Belastungen – weniger schnell erschöpft und können schnell wieder weitertoben.

FELIX: Das bestätigt mich total. Ich sehe immer, dass meine Kinder einfach im Hier und Jetzt leben. Sie tun das, worauf sie gerade Lust haben, ohne sich Gedanken über die Konsequenzen zu machen. Wir Erwachsene denken anders. Wir sagen z. B., dass wir Sport machen, weil es gesund ist. Aber das kennen Kinder nicht. Warum ist das so?

CHRISTIAN: Man kann es so sehen, dass Kinder dieses anthropologische Grundbedürfnis nach Bewegung noch ursprünglicher ausleben können. In der Regel haben sie mehr Möglichkeiten und Zeit dazu. Spätestens ab der Grundschule verändert sich da leider viel. Auf einmal müssen die Kinder viel mehr sitzen, sie müssen ruhig sein, sich fügen usw. Das entspricht nicht dem Naturell von Kindern.

Hinzu kommt noch, dass die Motivation und die Volition bei Kindern meist viel größer ist als bei Erwachsenen. Das heißt den Willen haben, etwas zu tun (= Motivation), und es dann auch in die Tat umzusetzen (= Volition). Es braucht nur die richtigen Anreize. Und dafür sind wir Erwachsene zuständig! Indem wir bewusst führen, indem wir Struktur geben, den Kindern aber auch ihren Freiraum für Fantasie, Gestaltung und Scheitern lassen.

FELIX: Lieber Christian, damit bringst du es für mich auf den Punkt. Mir wird deutlich, welche Verantwortung wir für unsere Kinder haben, und vor allem, dass wir ihnen Vorbilder sein müssen.

Praktische Impulse

Um auch hier gut ins Handeln zu kommen, liebe Leser, haben Christian und ich unten unsere TOP 5 aufgeführt, wie ihr schnell ins Handeln kommen und euren Kindern im Alltag gute Vorbilder sein könnt. Es gibt mit Sicherheit noch viel mehr gute Handlungsanweisungen, seht sie bitte als Impulse, entwickelt sie weiter und prüft, was in eurer Familie am besten funktioniert.

Hier sind unsere TOP 5:

TIPP NR. 1. AKTIVES VORBILD SEIN!

Kinder beobachten genau, wie ihr mit Herausforderungen, Stress oder Fehlern umgeht. Wenn ihr ihnen zeigt, wie ihr das macht, indem ihr etwa weniger Zeit vor dem Mobiltelefon verbringt oder euch auch Pausen nehmt, dann lernen Kinder unbewusst, wie sie es selbst schaffen können.

Wer sich selbst wertschätzt, lebt Wertschätzung vor. Und wer mit sich selbst umsichtig ist, macht Kindern Mut, sich ebenfalls etwas zuzutrauen.

TIPP NR. 2. BEWEGUNG IN DEN ALLTAG INTEGRIEREN!

Integriert körperliche Aktivität als selbstverständlichen Teil des Tagesablaufs. Ein banaler, aber äußerst wirkungsvoller Tipp: Geht kurze Wege möglichst zu Fuß oder fahrt mit dem Rad zur Kita, Schule oder zum Supermarkt. Plant genug Zeit ein, damit die Kinder unterwegs die Umgebung entdecken können und Spaß am Laufen entwickeln. Nehmt die Treppe statt den Aufzug und ermutigt die Kinder mitzumachen. Meine Mutter Rosi hat immer gesagt: „Lieber Gott, danke für jede Treppe.“

Mit etwas Kreativität lassen sich Alltagsgegenstände in Spielzeug verwandeln, etwa die gute alte Kissenschlacht im Wohnzimmer!

TIPP NR. 3. GEMEINSAME NATURERLEBNISSE SCHAFFEN!

Unternehmungen in der Natur lassen sich wunderbar als Familienritual etablieren. Ob es ein Ausflug zum Spielplatz, ein Waldspaziergang am Wochenende oder das gemeinsame Gärtnern im Hof ist. Der Kontakt mit der freien Natur ist essenziell für die kindliche Entwicklung. Er fördert Kreativität, Selbstvertrauen und Selbstwirksamkeit.

Gleichzeitig legen Naturerlebnisse in der Kindheit den Grundstein für ein nachhaltiges Umweltbewusstsein. Versucht möglichst jede Woche, etwas Natur in euren Alltag einzuplanen. Das kann eine Schatzsuche im Park sein, das Beobachten von Käfern und Vögeln oder einfach Barfußlaufen auf der Wiese.

TIPP NR. 4. BILDSCHIRMZEITEN BEWUSST BEGRENZEN!

Ein bewusster Umgang mit digitalen Medien hilft, mehr Raum für Bewegung und Miteinander zu schaffen. Legt klare Regeln für die Bildschirmzeit fest und haltet euch vor allem selbst daran. Für Schulkinder ab etwa sechs Jahren empfehlen Experten, nicht mehr als ca. 60 Minuten pro Tag mit Fernsehen, Online-Spielen oder im Internet zu verbringen. Für jüngere Kinder gelten entsprechend kürzere Zeiten und 30 Minuten sollten nicht überschritten werden.

Dadurch erleben Kinder, dass es bildschirmfreie Phasen gibt, in denen man sich anderen Aktivitäten widmet. Bietet in diesen Zeiten attraktive Alternativen an: zum Beispiel gemeinsam zu backen oder gemeinsam eine Aktivität durchführen. Das kann das Bauen von kleinen Flugobjekten aus Alltagsmaterialien sein, die man dann gemeinsam fliegen lässt. Wer mag kann daraus auch leicht einen Familienwettbewerb machen, welches Objekt am weitesten fliegt.

TIPP NR. 5. FREIRÄUME FÜR EIGENAKTIVITÄT UND VERANTWORTUNG GEBEN!

Lasst eure Kinder möglichst oft selbst aktiv werden, damit sie ihre Umwelt erkunden und ihre eigenen Fähigkeiten ausprobieren können. Traut ihnen etwas zu! Schon im Kindergartenalter können Kinder kleine Aufgaben übernehmen, etwa den Tisch decken, beim Kochen rühren oder sich selbst anziehen. Später dürfen es größere Herausforderungen sein wie alleine Brötchen holen, das eigene Fahrrad reparieren oder eine kleine Wanderung planen. Wichtig ist, die Balance zu finden. Die Aufgabe sollte weder überfordern noch unterfordern.

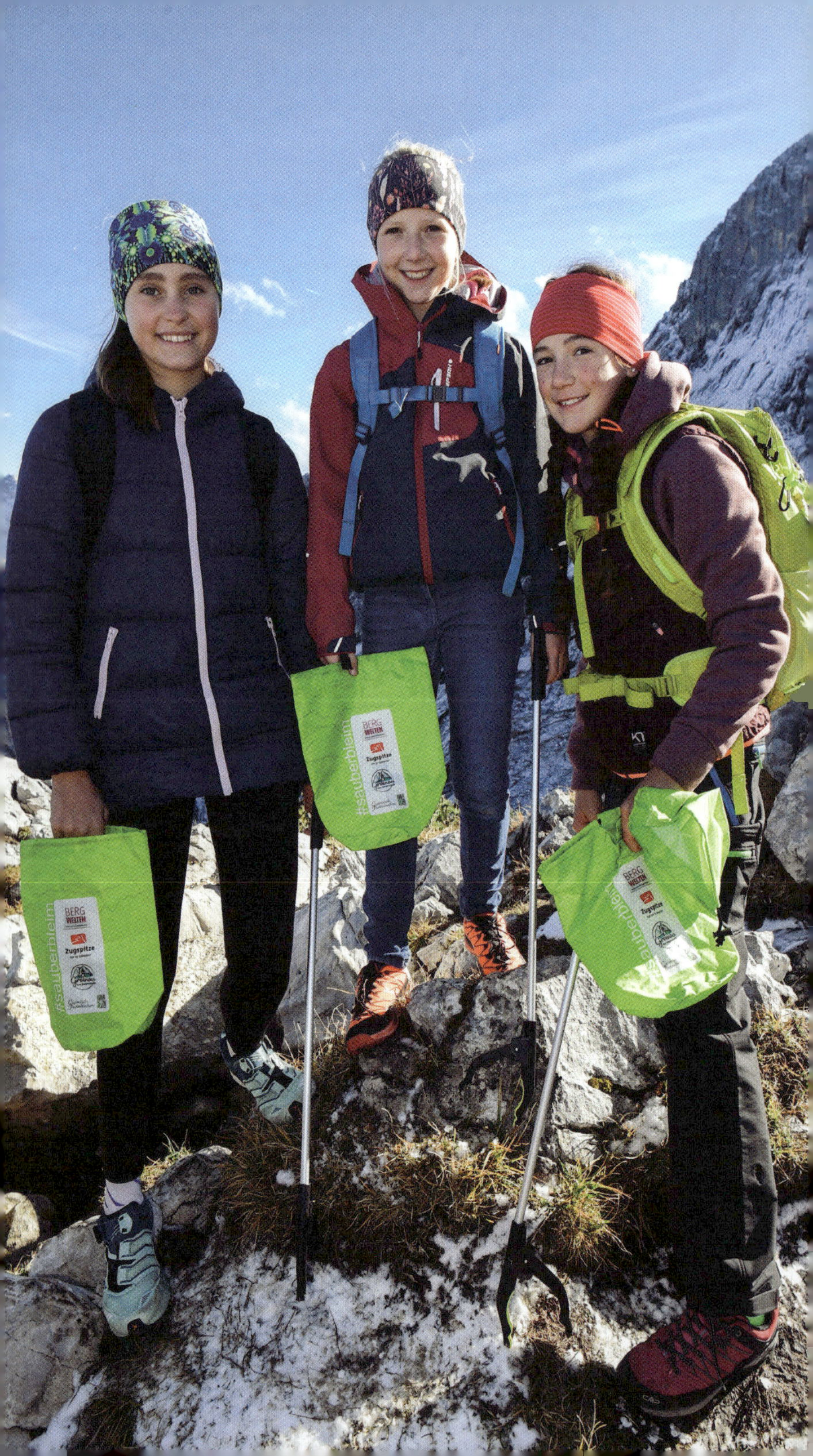
#sauberbleim
BERG
WELTEN
Zugspitze

5. KAPITEL
AUFTRETEN STATT LEISETRETEN
Wir haben unsere Zukunft in der Hand

Plötzlich ist unsere jüngste Tochter verschwunden, weggebeamt in eine andere Welt. Für uns mögen es Kissen und eine Decke auf unserer Couch sein, für sie sind es Elfen und Einhörner oder andere bunte Fantasiewesen. Sie gluckst und lacht und kichert, dann ist sie still, damit wir sie nicht entdecken. Sie liebt dieses Versteckspiel. Und wir lieben es, dass sie das Spiel liebt, und wenn sie dann plötzlich wiederauftaucht und lacht, dann ist das ein unbeschreibliches Gefühl. Uns geht das Herz auf, wir fließen über vor Freude und Zärtlichkeit und vergessen alles um uns herum. Wenn sich unsere Tochter mit einer einfachen Decke in andere Welten beamt und dabei noch ihre Geschwister mitnimmt, dann erinnert mich das immer wieder daran, welches Privileg es ist, Kinder aufwachsen zu sehen. Diese Unbekümmertheit ist das, was wir als Erwachsene oft als Erstes verlieren. Deshalb meine Bitte an alle Kinder da draußen: Bleibt unbekümmert. Freut euch, sucht euch Decken oder Kissen oder Kuschelnischen, um bunte Abenteuer zu erleben und eurer Fantasie freien Lauf zu lassen. Das Lachen der Kinder ist für uns Eltern die wichtigste Währung. Das wertvollste Geschenk, das uns niemand anders geben kann.

Wenn ich das Versteckspiel meiner Kinder beschreibe, spüre ich direkt, warum es mir so wichtig ist, dass sie auf einer gesunden Erde aufwachsen. Ich will mir nicht vorstellen, dass sie ihr Lachen verlieren, weil die Erde krank ist und vielleicht auch sie krank macht. Ich glaube, dass ein Kinderlachen die stärkste Motivation für uns sein kann, eine Welt zu hinterlassen, in der auch die nächsten Generationen lachen können, in der sie unbeschwert sein dürfen und voller Lust leben wollen.

Gelassenheit und der wichtigste Job der Welt

Warum ich so in dieses letzte Kapitel eingestiegen bin? Erstens, weil ich wirklich an die Motivationsmacht des Kinderlachens glaube. Eine Welt, in der Kinder lachen, aus vollem Herzen und so unbekümmert, wie nur sie es können, das ist eine gesunde Welt – und für genau so eine Welt will ich mich engagieren. Und ich will möglichst viele Menschen davon überzeugen und sie dazu anstoßen, sich ebenfalls dafür einzubringen. Ich habe diese Episode aber auch noch aus einem zweiten Grund mit euch geteilt: weil ich uns dazu ermutigen möchte, dass unsere Kinder selbst zu Klimaschützern werden und wir sie dabei unterstützten. Und zwar indem wir sie dazu befähigen, dass sie für unsere Erde und ihre Zukunft eintreten. Wir können sie auf den ersten Metern ihres Weges an die Hand nehmen, doch irgendwann müssen sie selbst laufen, irgendwann müssen sie unsere Hand loslassen und ihre Zukunft in die eigene Hand nehmen.

Eltern zu sein und Kinder großzuziehen, das ist der wichtigste Job der Welt. Der wichtigste und größte, manchmal auch der härteste, oft aber der schönste. Und die Verantwortung, die wir dabei tragen – für die Kinder selbst, aber auch für die Generationen, die später kommen werden – ist enorm. Deshalb habe ich den allergrößten Respekt vor allen Mamas und Papas, die sich dieser Herausforderung stellen, gerade in so unsicheren und herausfordernden Zeiten wie den unsrigen. Und ich glaube, dass es ein ganz wichtiger erster Schritt für jede Mama und jeden Papa ist, sich bewusst zu machen, welche Aufgabe man übernimmt, noch vor der Geburt. Und sich dann bewusst zu machen, was wir da eigentlich leisten. Welche Heldentaten eine Mama in ihrem Alltag vollbringt, kann manchmal schon untergehen. Gerade dann, wenn man mit den vielen Aufgaben in Job und Familie jongliert und noch dazu die Hausaufgaben gemacht werden sollen oder die Brotzeitdose liebevoll zu packen ist. Lasst uns Eltern doch auch ein bisschen stolz auf das sein, was wir jeden Tag an Programm abspulen. Wenn ich diese Aufgabe mit anderen Bereichen aus unserer Gesellschaft vergleiche, dann scheint mir die Wertschätzung für das, was Eltern leisten, oft viel zu gering. Deshalb an dieser Stelle: ein Schulterklopfer für uns selbst und unsere Partner, das darf auch ruhig mal sein, und ist mehr als verdient.

Wenn wir aber wissen, wie entscheidend unser Job als Mama und Papa ist, dann sollten wir auch nicht allzu verbissen sein und uns zugestehen: Hey, es werden Fehler passieren. Und es hat bereits Millionen von Eltern vor uns gegeben, die auch ihre

Fehler gemacht haben, und trotzdem – oder gerade deshalb – ist etwas aus den Kindern geworden. Auch das sollten wir immer im Kopf behalten: Wir dürfen bei all unserer Bedeutung für die Entwicklung unserer Kinder nicht zu sehr verkrampfen. Was ich in den vorherigen Kapiteln über die Fehlerkultur für Kinder gesagt habe, das gilt auch für uns selbst: Auch wir Eltern dürfen Fehler machen. Wenn wir das verinnerlichen und uns dadurch etwas entspannen, wird sich das auf unsere Kinder übertragen.

Wir alle kennen Kinder, die unter einem enormen Erwartungsdruck leiden, den ihnen ihre Eltern aufbürden, den ihre Eltern sich aber auch selbst machen. Das führt zu nichts. Damit will ich aber nicht sagen, dass wir keine Ansprüche und Leistungsgedanken haben dürfen, im Gegenteil. Wenn du zu verkrampfst Ski fährst, kannst du nicht gewinnen. Natürlich musst du fokussiert und konzentriert sein und du musst bereit sein, alles für deine Ziele herzugeben, das ist klar. Doch nur mit einer gewissen Lockerheit, mit der grundlegenden Einstellung, nicht den Sieg unbedingt im Auge zu haben, sondern nur dein Bestes geben zu wollen, erzielst du die beste Leistung. Im Umgang mit unseren Kindern und uns selbst ist das im Grunde nicht anders. Deshalb: Keinen Druck ausüben, die Freude der Kinder und ihr Lachen als kleine Beruhigungspille zwischendurch nehmen und nicht zu streng sein, und zwar nicht nur zu den Kindern, sondern auch zu uns selbst. Wenn wir akzeptieren, dass Fehler passieren werden, sind wir nicht allzu überrascht, wenn sie tatsächlich passieren. Wir können aus ihnen lernen und vermeiden, dass exakt die gleichen Fehler noch einmal auftreten – und das ist dann wiederum Teil des wichtigsten Jobs der Welt.

Eine gewisse Grundgelassenheit erleichtert diesen Job. Zugleich überträgt sich eine solche Einstellung auf unsere Kinder, die das zunächst nur instinktiv spüren, später aber, wenn sie älter sind, auch reflektieren können. Es mag vielleicht Ausnahmen geben, aber immer wieder erleben wir doch: Unentspannte Eltern haben selten entspannte Kinder. In einer Zeit, die vom Verlustgedanken und von einer echten Klimaangst geprägt ist, sind Entspanntheit und Gelassenheit umso wichtiger. Kinder brauchen Gelassenheit, um sich konstruktiv den vielen Herausforderungen zu stellen, mit denen sie konfrontiert werden.

Wenn wir wollen, dass unsere Kinder eine einigermaßen gesunde Erde von uns erhalten und schließlich ihre Zukunft selbst in die Hand nehmen, dann sollte diese Hand nicht zu sehr vor Nervosität zittern oder gar vor Angst. Wir helfen unseren Kindern nur dann, Klima- und damit Zukunftsschützer zu werden, wenn sie zuversichtlich und voller Selbstvertrauen sind und nicht von vorneherein aufgegeben haben. Wenn wir ihnen vorleben, dass man wirklich etwas ändern kann, dass jeder einzelne auch noch so kleine Beitrag einen Unterschied machen kann, werden sie viel wahrscheinlicher motiviert sein, selbst anzupacken. Die beste Motivation für andere ist die eigene Motivation.

Wir haben diesen Punkt schon ein paarmal angesprochen, grundsätzlich geht es dabei wieder um unsere Rolle als Vorbilder. Alles, was wir von unseren Kindern erwarten oder für sie erhoffen, sollten wir selbst leben. Was wir vorleben, erleben unsere Kinder – und adaptieren es mit viel größerer Wahrscheinlichkeit als das, was wir vielleicht von ihnen einfordern oder wo wir Druck ausüben. Natürlich wird es immer Abnabelungsprozesse geben, natürlich werden Kinder auch mit einigen Traditionen und Werten aus dem Elternhaus brechen. Das ist in Ordnung so und vielleicht auch gut so. Doch wenn Kinder ein bestimmtes Fundament haben, ist es nicht unwahrscheinlich, dass sie später genau darauf aufbauen – manchmal sogar völlig unbewusst. Wir alle waren einmal Kinder, und wie oft haben wir gar nicht begriffen, was unsere Eltern uns mitgegeben haben. Und wie oft müssen wir als Eltern schmunzeln oder lächeln, wenn wir etwas bemerken und dabei insgeheim denken: „Ach, das hat sie aber von mir. Und das hat sie von dir. Ganz der Papa, ganz die Mama."

Gelassenheit und die Überzeugung, dass wir etwas bewirken können, sind so etwas wie die Startrampen für unsere kleinen Klimaschützer. Wenn die Grundmotivation stimmt, können wir viel dafür tun, dass diese Motivation nicht nur bleibt, sondern auch wächst. Wodurch? Dadurch, dass unsere Kinder merken, dass sie eine Rolle spielen können. Ich habe das Beispiel von der Baumwurzel, die ich mit meinen Kindern ausgegraben habe, erzählt. Loben wir unsere Kinder, wenn sie beispielsweise irgendeinen Müll aufheben, der auf dem Wanderweg liegt, und ihn in einen Abfalleimer werfen. Vermitteln wir ihnen das Gefühl, und sei es noch so klein: Damit hast du die Erde wieder etwas gesünder gemacht, damit hast du ihr etwas Gutes getan. Anerkennung ist so wichtig. Und nichts ist schlimmer, als wenn unsere Kinder das Gefühl haben, wir würden ihren Beitrag nicht so wichtig nehmen oder ihn nicht einmal sehen. Uns kostet das nur einen Satz oder ein Streicheln über den Kopf, aber wir bewirken damit unglaublich viel.

Auftreten statt leisetreten

Was in unseren Familien beginnt, muss in der Gesellschaft fortgesetzt werden, zunächst einmal in unseren Kindergärten und Schulen. Ich kenne zum Beispiel ein Projekt in Südtirol, wo alte Bauernhöfe hergerichtet werden. Das ist für Kinder eine erste wichtige Erfahrung. Sie lernen: Nur, weil etwas alt und vielleicht etwas heruntergekommen ist, ist es noch lange nicht wertlos. Ich bin mit dem Wort „Nachhaltigkeit“ immer etwas vorsichtig, weil es heute inflationär gebraucht wird. Aber hier passt es wunderbar. Bei diesem Projekt kann man unter Anleitung von Experten selbst mithelfen, man kann mitschleppen, mitbauen, mitwerkeln. Machen wir uns endlich wieder die Hände schmutzig!

Unsere Kinder erkennen dabei, dass das, was Menschen früher gebaut haben, einen Wert hat, den man nicht einfach abreißt. In einer Wegwurfkultur wie der unsrigen ist das eine total wichtige Erfahrung. Dann lernen sie, dass sie selbst, mit ihren eigenen Händen, etwas neu machen können. Dass da etwas entsteht, das mit Kreativität und Fleiß (und Schweiß!) ein altes Gehöft verändern kann. Sie erfahren dort etwas, das man Selbstwirksamkeit nennt und das uns eine tiefe Befriedigung schenkt. Wenn wir etwas selbst geschafft haben, dann verleiht uns das ein Gefühl, das man nicht kaufen kann.

Vermitteln wir unseren Kindern diese Magie, das ist ja fast wie bei Harry Potter: Wir erwecken scheinbar tote Sachen zu neuem Leben. Wir wecken das Potenzial, das tief in so einem Stück Holz oder Klumpen Lehm schlummert, und wir machen etwas ganz anderes daraus. Wer kennt nicht die voller Stolz strahlenden Kinderaugen, wenn sie uns ein selbstgebasteltes Pferd aus Streichhölzern und Kastanien zeigen? Und das geht uns selbst ja gar nicht anders. Wie schnell werden erwachsene Frauen oder Männer dann wieder zu Kindern. Und sind wir einmal auf den Geschmack gekommen, dann ist der Appetit geweckt, und wir sind motiviert. Das Gefühl, selbst etwas zu bewegen und zu schaffen, das kann süchtig machen. Positiv süchtig.

Solche Projekte wie in Südtirol sollte es viel mehr geben, auch in unseren Kindergärten und Schulen. In Berchtesgaden zum Beispiel, aber natürlich nicht nur dort, gibt es Angebote eines Schultags draußen in der freien Natur. Die Kinder lernen hier alles über den Kreislauf des Lebens: Sie lernen, wie Pflanzen wachsen, wie Bäume aufgehen und wie Tiere geboren werden. Aber sie lernen auch alles über das Ende, über Verwesung und die natürlichen Prozesse. Für Kinder ist das total beeindruckend und lehrreich. Ich finde, solche Unterrichtseinheiten sollten zum Pflichtprogramm gehören. Auch und gerade für städtische Schulen. Mir ist klar, dass das durchaus auch angeboten wird, aber weshalb sind denn immer wieder Studienfahrten in entferne Städte ein Muss, weshalb darf es nicht mal eine Exkursion in die heimischen Berge, Wälder, zu den Seen oder anderen Gewässern sein? So würden unsere Kinder vom Leben fürs Leben lernen, und das in der Schule oder im Kindergarten. Das wäre doch unglaublich wertvoll.

Zum Glück existieren solche Initiativen bereits, und ich will an dieser Stelle gar keine von ihnen besonders hervorheben, denn ich finde es bei allen beeindruckend, wie sehr sich Freiwillige und Ehrenamtliche hier engagieren. Diesen Menschen können wir gar nicht genug dankbar dafür sein, dass sie unseren Kindern die Grundlagen unserer Erde näherbringen. Doch es könnten noch mehr Projekte sein, und eine systematische Integration dieser Projekte in den Lehrplan – und zwar praktisch, nicht nur theoretisch – wäre aus meiner Sicht ein essenzieller Pfeiler eines frühzeitigen Bildungsprogramms, das unseren Kindern die Schönheit, aber auch die Verwundbarkeit und Schutzbedürftigkeit unserer Natur näherbringt, selbst wenn es ein Skilager ist.

Solche Bildungsprogramme und -initiativen kommen nicht von allein. Wir brauchen einen Bewusstseinswandel in unseren Köpfen, und den kriegen wir nur hin, wenn wir selbst etwas dafür tun. Damit will ich sagen: Wenn wir für unsere Kinder eine Bildung wollen, die sich auf unsere Erde, den Klimawandel und die Gesundheit konzentriert, dann müssen wir uns dafür einsetzen.

Auch deshalb habe ich zusammen mit meinen engagierten Mitstreitern Robert Lübenoff (der ist auch Vorstand meiner Stiftung), Dr. Florian Kreuzpointner (Co-Autor dieses Buches) und Jürgen Brinkmann (ein verantwortungsvoller Banker) die Initiative *Gesunde Erde. Gesunde Kinder*. gegründet. Wir wollen erreichen, dass Kinder von klein an einen verantwortungsvollen und ressourcenschonenden Umgang mit ihrer eigenen Gesundheit und der Gesundheit der Erde leben. Dazu ist es notwendig, nachhaltige Lösungen für die Gesundheit unserer Kinder und des Planeten zu entwickeln – gemeinsam mit gemeinnützigen Organisationen, Stiftungen, Persönlichkeiten und Unternehmen aus allen Bereichen der Gesellschaft. Zusammen schaffen wir Bewusstsein für die Auswirkungen des Klimawandels und ermöglichen Partizipation und Empowerment für ein gesundes und nachhaltiges Leben von klein auf.

In der Politik geht es immer um Stimmen. Also erheben wir unsere Stimme! Versuchen wir doch alle, unsere Anliegen gemeinsam zu vertreten, und vergessen wir dabei nicht: Auch Erzieher und Politikerinnen haben Kinder. Sie sind ja nicht nur Abgeordnete oder Lehrer, sondern vielleicht auch Mama oder Papa. Elternteile, die Multiplikatoren-Jobs ausüben oder an anderen Schaltstellen sitzen, sind für uns wichtig, weil sie unsere Anliegen weitertragen können.

Doch wirklich vernehmbar wird unsere Sorge um die Erde und die Gesundheit unserer Kinder nur dann, wenn wir unsere Stimme tatsächlich erheben. Deshalb müssen wir, egal wo wir auftreten können, klarmachen, dass eine gesunde Erde nicht einer von mehreren Tagesordnungspunkten ist, sondern der TOP schlechthin. Die Zukunft unserer Kinder können wir nicht einfach mal eben wegdelegieren oder um eine Legislaturperiode verschieben.

Gleichzeitig sollten wir Projekte wie Kinderparlamente oder andere sinnvolle Vorhaben unterstützen, damit unsere Kinder selbst lernen, ihre eigene Stimme zu erheben. Dass sie merken: Es ist nicht nur richtig, sondern wichtig, laut zu sein, wenn es um unsere Grundbedürfnisse geht. Unsere Erde braucht laute Kinder, die ihre Rechte und ihre Zukunft einfordern. Wir haben in unserer Gesellschaft oft viel zu schnell den Drang, still zu sein. Aber das ist falsch! Nicht leisetreten, auftreten! Das gilt nicht nur für den Klimaschutz, sondern generell für die Demokratie. Doch gerade beim Klimaschutz sollten wir unseren Kindern klarmachen, dass wir sie zwar für eine gewisse Zeit unterstützen können, dass sie aber irgendwann selbst für ihre Erde und ihre Gesundheit kämpfen müssen. Und das lernt man am besten so schnell wie möglich. Deshalb: Lieber Kinder, die mit ihren Ideen oder Projekten über das Ziel hinausschießen, als solche, die gar keine Ziele haben.

In Bayern haben wir eine Vorliebe für Figuren, die auf eine bestimmte Art und Weise stur sind, die ab und zu anecken und ihren eigenen Weg gehen. Lassen wir unsere Kinder auch ihren eigenen Kopf haben; denn ohne Kopf denkt sich's schlecht. Das kann anstrengend für uns Eltern sein. Doch nur so erziehen wir unsere Kinder zu Erwachsenen, die für sich selbst denken und sprechen können – unsere Erde braucht junge Fürsprecher. Junge und laute Fürsprecher. Kinder, nehmt eure Zukunft selbst in die Hand. Und dann ist es wichtig, dass „wir" Erwachsene auch zuhören, lernen und gemeinsam mit den Kindern die Ideen umsetzen.

Etwas, das ebenfalls zum Privileg der Jugend gehört, sind Fragen. Mehr noch: blöde Fragen. Vermeintlich blöde, denn wie meistens sind die vermeintlich blöden Fragen eben gar nicht blöd, sondern sie bringen uns weiter. Oft werden Fragen nur blöd genannt, weil wir Erwachsene noch nie darüber nachgedacht haben oder selbst keine Antwort wissen. Das alte Sprichwort stimmt schon irgendwie: Es gibt keine blöden Fragen. Es gibt nur blöde Antworten. Wer nicht fragt, hat kein Interesse und ist gleichgültig. Wer gleichgültig ist, kann auch für keine Sache brennen, und deshalb ist die Gleichgültigkeit die größte Gefahr beim Kampf gegen den Klimawandel. Wenn uns alles wurscht ist, dann geht auch alles den Bach runter. Ermuntern wir deshalb unsere Kinder zu fragen. Runzeln wir nicht die Stirn und verdrehen wir nicht genervt die Augen, selbst wenn wir gerade im Moment dafür echt keinen Kopf haben. Ich weiß, das ist extrem schwer, und oft genug gelingt uns das auch nicht.

Eine Fähigkeit, die ich bei Kindern am stärksten bewundere und um die ich sie am meisten beneide, ist das Leben im Hier und Jetzt. Sie gehen voll im Augenblick auf, sie kosten jede Sekunde aus, sie machen sich nicht von morgens bis abends Gedanken über irgendwelche Konsequenzen. Sie leben nicht in der Vergangenheit und nicht in der Zukunft, sondern nur in der Gegenwart. Natürlich müssen wir als Erwachsene irgendwann zurückschauen und lernen, vorauszuschauen und zu planen. Frauen oder Männer, die nur mit Scheuklappen durchs Leben stapfen, helfen unserem Planeten nicht. Trotzdem können wir uns von Kindern dieses im Hier-und-Jetzt-Leben abschauen, und wir sollten ihnen diese Fähigkeit nicht zu früh nehmen.

Generell würde ich sagen: Lasst unsere Kinder ruhig Kinder sein! Wir neigen dazu, immer früher Erwachsenendinge von ihnen zu verlangen. Ich meine: Sie müssen früh genug erwachsen werden. Lasst sie im Hier und Jetzt leben, lasst sie spielen. Sicher, ich habe im Leistungssport irgendwann meine Unbekümmertheit verloren, doch einer meiner frühen Trainer hatte immer ein ganz besonderes Programm, von dem ich nicht nur für meinen

Sport, sondern weit darüber hinaus viel gelernt habe. Er setzte nicht auf stures Kraft- oder Konditionsbolzen, sondern machte viel spielerisch. Das hatte zwar nichts mit dem Spielerischen zu tun, wie wir das von kleinen Kindern kennen, klar. Doch vom Prinzip her war es ähnlich: Wir lernen oft mehr, wenn wir spielerisch an Dinge rangehen.

Das gilt auch für unsere Beziehung zur Natur und unsere Verbundenheit mit ihr. Wir sollten uns die Erde erspielen. Wir sollten sie mit allen Sinnen erfahren. Und Kinder sind gerade dann für solche Aufgaben offen, wenn wir sie spielerisch mit ihnen angehen. Auf diese Weise schaffen wir es leichter, den größten Job mit Freude zu verbinden. Aus meiner Erfahrung heraus ist wenig so schwierig und zugleich so wichtig, wie den Kindern Freude zu vermitteln und, noch mehr, ihnen die Freude nicht zu nehmen. Die Natur und unsere Erde sind dabei vielleicht die stärksten Verbündeten. Nirgendwo können wir so ausgelassener, so natürlicher spielen als draußen. Deshalb: Lasst die Spiele beginnen.

Ich habe im zweiten Kapitel zu beschreiben versucht, was es in mir auslöst, wenn ich den Klimawandel in den Bergen sehe. Wie sich die Gletscher verändert haben, wie aus Riesen Zwerge wurden und wie diese Riesen nur karges Gestein hinterlassen haben. Die Berge und Gletscher waren die Begleiter meiner Jugend, tagtäglich. Sie waren meine Jugendfreude, mit denen ich großgeworden bin, die mir vertraut und lieb waren. Von diesen Jugendfreuden meinen Kindern zu erzählen, ihnen klarzumachen, wie kostbar sie für mich immer noch sind, was ich ihnen verdanke, und das spielerisch und vor Ort zu tun, das ist ein Erbe und Gedächtnis, das ich an unsere Kinder weitergeben kann und das sie für sich aufnehmen. Meine Kinder fragen dann: „Wie war das, wie sah das aus, was war hier?“ Da geht mir das Herz auf, weil ich spüre, dass sie spüren, wie wertvoll das alles für mich ist. Unsere gemeinsamen Touren werden so mehr als Ausflüge in die Natur, sie sind auch kleine Zeitreisen: Reisen in die Vergangenheit, aber hoffentlich auch in die Zukunft.

Spielerisch ihre Erde und vor allem ihr Erbe erkunden, die eigenen Grenzen austesten und erfahren, dass Hinfallen wehtun mag, dass wir Eltern aber da sind und dass man irgendwann selbst aufstehen kann und auch sollte, Selbstvertrauen und Selbstbewusstsein tanken: All das wünsche ich unseren Kindern. Lasst uns den Weg gehen, den wir mit ihnen gehen dürfen, und lasst ihn uns bewusst gehen. Mal langsamer, mal schneller, aber auch gelassen. Lasst uns Eltern und Erwachsene Vorbilder sein: indem wir uns für die Bildung und das Erbe unserer Kinder engagieren. Indem wir von unseren Kindern lernen, vielleicht sogar wieder etwas Unbekümmertheit zurückbekommen und irgendwann sogar selbst wieder auf Bäume kraxeln. Wie schon einmal gesagt: Wir werden überrascht sein, wie anders und wie toll unsere Welt von dort oben aussieht.

Meine Fragen an den Experten →

Auf dieses Interview freue ich mich ganz besonders. Es wird uns eine entscheidende Einsicht bringen. Wir alle setzen uns auf irgendeine Art für unsere eigenen Kinder ein. Bei *Gesunde Erde. Gesunde Kinder.* geht es darum, dass Kinder von klein auf einen verantwortungsvollen und ressourcenschonenden Umgang mit der eigenen Gesundheit und der Gesundheit der Erde leben. Eine entscheidende Komponente, um dabei erfolgreich zu sein, ist, dass die Gruppe, die wir erreichen wollen, also die Kinder und Jugendlichen, auch daran teilnehmen und mitarbeiten. Und das bedeutet, dass wir sie direkt in die Projekte einbinden, ihre Meinung hören und integrieren müssen. Das Wichtigste ist, mit ihnen zu sprechen und nicht über sie. Vertraut euren Kindern, dann übernehmen sie auch für sich selber Verantwortung.

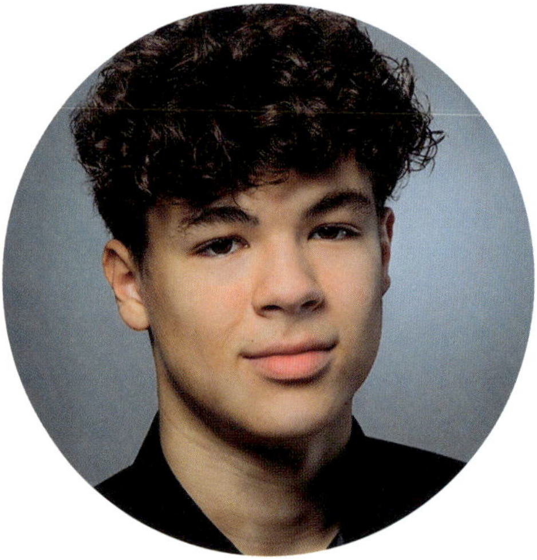

Dazu habe ich einen großartigen Interviewpartner gefunden. Leonardo Massimo. Er ist 17 Jahre alt, Gymnasiast in Niedersachsen und engagiert sich als Vorsitzender des Jugendkomitees des LupoLeo Awards, einer der größten Engagementpreise für Kinder und Jugendliche in Deutschland. Gestiftet wird der Preis von der United Kids Foundations der BRAWO GROUP. Leonardo ist ein super Beispiel dafür, was ich eben beschrieben habe. Er hat das Heft des Handelns in die Hand genommen und hat in jungen Jahren ein Museum für seltene Naturfundstücke auf den Weg gebraucht. Wahnsinn. Hut ab!

FELIX: Leonardo, du bist erst 17 Jahre alt und hast schon so viel auf den Weg gebracht. Du bist ein Vorbild für andere Kinder und Jugendliche. Was treibt dich an?

LEONARDO: In der Kindheit hat mich immer meine Begeisterung für die Natur und die Tiere geprägt, deswegen auch mein Museum. Aber jetzt vor allem, wo ich ein bisschen älter bin und mich mit Geschichte und anderem auseinandergesetzt habe, ist es Folgendes: Ich finde und beobachte, dass die Welt immer offener und aufgeklärter wird und sich viel mehr für Nachhaltigkeit, aber auch für Gerechtigkeit interessiert und einsetzt. Eine mentale und gesellschaftliche Voraussetzung ist also grundsätzlich schon geschaffen. Jetzt fehlt es nur noch an der praktischen Umsetzung und am Lösen von den bestehenden Problemen. Das motiviert mich irgendwie, mich zu engagieren und möglichst auch andere mitzuziehen.

FELIX: Das ist stark. Wenn ich mir überlege, was wichtig ist, etwa, dass die Ausbildung von Kindern funktioniert, ist aus meiner Sicht die Schule entscheidend, also dass das Schulsystem funktioniert. Dort erreicht man die Kinder am besten – natürlich neben dem Elternaus. Was denkst du, ist für Kinder wichtig, welche Rahmenbedingungen brauchen sie, damit sie genug Wissen über Gesundheit und planetare Gesundheit zur Verfügung haben?

LEONARDO: Ich spreche in erster Linie von mir, ich kann mir aber vorstellen, dass es vielen Jugendlichen genauso geht. Für mich sind die Bereiche Vertrauen, Bildung und Selbstwirksamkeit wichtig. Das hört sich komplizierter an, als es ist. Mit Vertrauen meine ich das Vertrauen, das Eltern in uns legen, aber auch Lehrkräfte oder Trainer. Habt mehr Vertrauen in uns. Die Bildung hast du schon angesprochen. Es ist wichtig, dass wir die Themen im Unterricht besprechen. Mit Selbstwirksamkeit meine ich, dass ich selbst sehe, was ich durch mein Handeln erreichen kann. Wenn Vertrauen und Bildung zusammenkommen, dann klappt es auch mit der Selbstwirksamkeit und am Ende mit unserem Verhalten gegenüber uns selbst und gegenüber der Natur.

FELIX: Bleiben wir beim Thema Bildung. Welche Rolle genau kann die Bildung einnehmen und was kann das Wissen sein, das wichtig und notwendig ist, damit sich Kinder mit dem Thema Natur beschäftigen?

LEONARDO: Bildung und Aufklärung sind meiner Meinung nach das Wichtigste, um Kinder zu selbstbewussten Umweltschützern zu machen. Wenn sie früh verstehen, warum Nachhaltigkeit wichtig ist und wie ihre Handlungen einen Unterschied machen, entwickeln sie ein starkes Verantwortungsgefühl, das ihnen hilft, um sich ihrer Verantwortung für die Umwelt bewusst zu werden. Und dabei spielt das Vertrauen eine große Rolle. Erwachsene sollen Vertrauen haben, dass wir als nächste Generation einen Unterschied machen können. Daraus entspringt das von mir angesprochene Verantwortungsgefühl.

FELIX: Das stimmt, das versuchen Miri und ich auch, dass wir den Kindern ein Grundvertrauen entgegenbringen. Wir sagen dann: „Das wird schon werden …“ Und der Erfahrungswert bei den Kindern ist entsprechend höher, weil sie die Erfahrungen selbst gemacht haben. Was traust du deiner Generation zu?

LEONARDO: Kinder können in unserer Welt so viel verändern, weil sie neugierig, kreativ und offen für Neues sind. Daher ist es so wichtig, dass Erwachsene den Kindern die Gewissheit geben, dass ihr Handeln zählt. Das wird dadurch erreicht, wenn man uns die Verantwortung zutraut.

FELIX: Welches Rüstzeug ist dazu notwendig? Wie stellen wir sicher, dass das klappen kann?

LEONARDO: Ich denke, dass es bei Grundschulen oder auch Kindergärten manchmal schon an simplen Dingen fehlt, wie etwa, dass Kinder einfach genug mit der Natur in Berührung kommen.

Also praktische Ansätze wie Projektwochen oder erlebnisorientiertes Lernen. Beeindruckend finde ich z. B. Plant For The Planet, ein Projekt, das 2007 von einem Kind ins Leben gerufen wurde und heute weltweit Kinder und Jugendliche dazu ermutigt, Bäume zu pflanzen und die Welt zu renaturieren. Dabei werden an Akademien auch sogenannte Botschafter*innen ausgebildet, von denen es bis jetzt über 100 000 gibt. Durch das Projekt wurden weltweit schon über 31 Millionen Bäume gepflanzt.

Ein weiterer wichtiger Aspekt ist, dass es hauptsächlich wichtig ist, Kindern selbst Denkanstöße zu geben, also nicht alles vorzugeben, sondern Eigeninitiative zu fördern. Dabei dann aber kleine Erfolgserlebnisse ermöglichen.

FELIX: Um ein Thema kommen wir nicht herum, Leonardo: Tablets und Digitalisierung im Unterricht. Aus meiner Sicht ist das Fluch und Segen zugleich. Wie stehst du dazu, wenn es um ein Handyverbot in er Schule geht?

LEONARDO: Als ich das erste Mal davon hörte, hielt ich so ein Verbot für eine tolle Idee, es gibt ja immerhin fast gar nichts, was man mit 14 Jahren oder so ähnlich auf Social-Media-Plattformen verpasst. Jedoch frage ich mich, ob ich, wenn es so ein Verbot in Deutschland geben würde, meine Nutzung des Internets immer noch so kritisch hinterfragen würde oder ob man sich ab 16 vielleicht schon sicher genug fühlt und ohne Hemmungen an das Internet herangeht.

Bei den Tablets gucke ich differenzierter drauf: An unserer Schule verwenden wir auch iPads. Allerdings erst ab der 8. Klasse, und ich glaube, dass das auch richtig so ist. Zu einem früheren Zeitpunkt halte ich es nicht für sinnvoll. Ja, Digitalisierung ist wichtig, und sie bestimmt ohnehin unseren Alltag, jedoch gibt es aus meiner Sicht keine Vorteile für Grundschüler oder die Kinder, die noch in die ersten Klassen der weiterführenden Schule gehen.

Die Nutzung von Handys und Tablets treibt automatisch die Medienzeit nach oben. Die Medienzeit an sich ist aus meiner

Sicht noch nicht das Problem, wenn sie sich im Rahmen hält. Das Hauptproblem sehe ich bei YouTube & Co. Es ist generell zu viel zu verarbeiten, es gibt fast keine Grenzen, auch bei einer vermeintlichen Regulierung durch die Eltern.

Daher finde ich, dass digitale Geräte für Kinder nützlich sein können, und ich finde es zudem besser für die Umwelt: weniger Papiernutzung und -verschwendung, meist ist *ein* Gerät für fünf Jahre oder länger komplett funktionstüchtig und nutzbar.

FELIX: Ein weiteres wichtiges Thema ist Social Media. Mich stimmt es wirklich sehr nachdenklich, wenn selbst Influencer warnen, dass sie die Nutzung von Social-Media-Plattformen von Kindern bedenklich finden. Wie schätzt du das ein?

LEONARDO: Social Media ist ein starkes Problem für Kinder und auch Jugendliche. Einerseits aufgrund des häufig stattfindenden und durch Apps wie TikTok stark erleichterten Cyber-Groomings, bei dem Erwachsene einen einfachen Zugang zur privaten Kommunikation mit Kindern und jungen Jugendlichen haben und diesen für ihre schädlichen Absichten nutzen.

Und andererseits – was damit zusammenhängt und was ich bereits erwähnt habe – werden Kinder durch Social Media mit dem fast grenzenlosen Internet und einem damit verbundenen heftigen Informationsüberschuss konfrontiert, den man als Kind ja meistens gar nicht richtig verarbeiten kann. Selbst auf vermeintlich sicheren Seiten oder Apps wie *YouTube Kids* findet man schnell sexualisierte Darstellungen von den Lieblingscharakteren der Kinder oder einfach stark überspitzte Emotionen und soziale Situationen, die bei Kindern, vor allem im jungen Alter (also zwischen drei bis sechs Jahren), Schwierigkeiten in der Entwicklung von sozialen Fähigkeiten verursachen können.

FELIX: Du sprichst da einen wichtigen Punkt an. Es ist heute wirklich so, dass Kinder und Jugendliche mit einer enormen Flut an Informationen konfrontiert werden – gerade auch über Krisen: Klimakrise, Kriege, Ungerechtigkeit. Ich frage mich oft, wie man das in so jungen Jahren überhaupt verarbeiten kann. Und ich habe das Gefühl, dass viele Jugendliche extrem unter Druck stehen. Sei es durch Social Media, durch die Schule oder auch durch die große Verantwortung für die Zukunft, die ihnen teilweise zugeschrieben wird. Spürst du das auch? Und wie gehst du damit um?

LEONARDO: Ja, absolut. Ich glaube, viele Jugendliche empfinden heute einen viel stärkeren Druck als früher. Es ist, als müssten wir ständig alles gleichzeitig richtig machen: gute Noten schreiben, umweltbewusst leben, sozial engagiert sein, gesund bleiben *und* bei alldem möglichst glücklich wirken. Die Klimakrise ist dabei ein riesiger Faktor. Wir lesen und hören überall, dass die Zeit knapp wird – und gleichzeitig haben wir oft das Gefühl, dass die großen Entscheidungen woanders getroffen werden. Manchmal ist auch ein Thema: Warum treffen die heute Verantwortlichen Entscheidungen, die wir als Jugendliche vielleicht verstehen, aber absolut nicht nachvollziehen können? Das kann dann eben auch hilflos machen.

FELIX: Es ist noch gar nicht so lange her, dass die flächendeckende Verbreitung von Social Media begann. Facebook z. B. brachte um 2010 ihre erste reine App auf den Markt. Im selben Jahr wurde Instagram gegründet, das zwei bis drei Jahre später durch die Decke ging. Ich finde diesen Siegeszug sehr bedenklich, weil Kinder und Jugendliche viel zu viel Zeit vor dem Handy verbringen. Es kann nicht gut sein, dass das auf Kosten von Bewegung und Gesundheit geht. Ist das in deinem Freundeskreis ein Thema?

LEONARDO: Puh, ich glaube, für uns ist das normal. Ich habe auch immer wieder ein Thema mit meinen Eltern damit, wie sicherlich viele andere auch. Sie finden es ehrlich gesagt nicht so gut. Ich mache mir selbst öfter Gedanken darüber. Für mich ist es in erster Linie die Möglichkeit, mit meinen Freunden in Kontakt zu sein. So läuft das halt heutzutage. Nur dass wir uns richtig verstehen, mein Eindruck ist auf jeden Fall, dass sich die heutige Generation mindestens genauso häufig trifft, wie es in der Vergangenehit auch schon war. Social Media ist eher ein Zusatz, um mit Freunden in Kontakt zu sein.

FELIX: Das verstehe ich. Aus meiner Sicht ist das wirklich ein Problem, weil diese Zeit, die vor dem Handy verbracht wird, nicht für Bewegung genutzt wird. Ich habe auch öfter den Eindruck, dass wir immer bequemer werden. Der Alltag ist längst nicht mehr so bewegt wie früher. Alles wird automatisiert, alles wird bequemer. Ein paar Beispiele: Man muss keine Türen mehr öffnen – es gibt Schiebetüren. Man muss keine Treppen mehr steigen – es gibt Aufzüge und Rolltreppen. Man muss im Auto nicht mal mehr das Fenster runterkurbeln – ein Knopfdruck oder ein Sprachbefehl reicht. Es gibt inzwischen Autos, bei denen man einfach sagen kann: „Hey Audi, mach das Fenster auf." Und das Fenster geht auf. Man muss ja nicht einmal mehr selbst einkaufen gehen. Man kann einfach Siri oder Alexa sagen, was man braucht – und es wird geliefert. Unser Alltag ist wahnsinnig bequem geworden. Und dann gibt es Leute, die sagen: „Das ist doch großartig! Jetzt haben wir endlich mehr Zeit, um uns zu bewegen." Aber das ist Schwachsinn. Entschuldigung, aber das stimmt einfach nicht. Denn wenn der Alltag insgesamt weniger Bewegung beinhaltet, dann muss man sich plötzlich bewusst Zeit dafür nehmen, um aktiv zu sein. Und viele tun eben genau das nicht. Wie ist da deine Einschätzung?

LEONARDO: Es ist zwar richtig zu sagen, dass im durchschnittlichen Leben weniger Bewegung stattfindet, als es früher der Fall war. Auch der Punkt, dass uns sehr viel Arbeit abgenommen wird, stimmt meiner Meinung nach. Allerdings hat dies zur Folge, dass man einerseits mehr Arbeit von einem Ort aus und andererseits in kürzerer bzw. flexiblerer Zeit erledigen kann, z. B. durch die Globalisierung und Homeoffice und Co. Bezüglich der Problematik mit dem inneren Schweinehund denke ich, dass es vielleicht genau darauf ankommt, dass wir uns intensiver und selbstständig mit unserer eigenen Motivation beschäftigen müssen und dass dies vielleicht nichts Schlechtes ist, da dadurch ein besseres Arbeitsbewusstsein entstehen könnte. Letztendlich bleibt es wahrscheinlich eine persönliche Sache, aber man muss Anreize schaffen.

FELIX: Vielen Dank, Leonardo. Das waren spannende Einblicke, interessante Fakten und aus meiner Sicht sehr gute und wichtige Anstöße.

Praktische Impulse

Wir haben im Anschluss noch lange weitergesprochen und uns mit der Frage beschäftigt, was wir nun damit machen. Wie schaffen wir es, die zukünftige Generation so zu fördern, dass sie ihre Zukunft selbst maßgeblich mitbestimmt? Dass wir, die aktuelle Erwachsenengeneration, nicht die besten darin sind, uns für Kindergesundheit und planetare Gesundheit einzusetzen, haben wir beachtlich unter Beweis gestellt. Vor allem Leonardo hat hier tolle Impulse erarbeitet, die er für sich auch anwendet. Hier sind unsere TOP 5, wie wir das Thema aus unserer Sicht am besten angehen und ins Handeln kommen.

TIPP NR. 1. ACHTE AUF DEINE MENTALE GESUNDHEIT – UND SPRICH DARÜBER (FÜR JUGENDLICHE)!

Es ist okay, wenn dir mal alles zu viel wird. Die ständige Reizüberflutung, der Druck, „dazuzugehören", und die Zukunftsängste rund um Klima und Gesellschaft fordern viel. Stärke heißt nicht, immer durchzuhalten – sondern, sich ernst zu nehmen. Rede mit Menschen, denen du vertraust. Selbstfürsorge ist kein Luxus, sondern notwendig. Ich versuche immer wieder, bewusst das Handy wegzulegen, um rauszugehen. Ich komme dabei fast immer auf andere Gedanken, was mir wirklich guttut.

TIPP NR. 2. DURCHBRICH DIE MACHT DEINES SMARTPHONES – DU HAST DAS STEUER IN DER HAND (FÜR JUGENDLICHE & ELTERN)!

Apps und Social Media sind gezielt so gebaut, dass du ständig wieder hinschaust: Likes, Push-Nachrichten, Endlosscrollen … Dein Gehirn liebt Belohnung. Die Apps sind gemeinsam mit Psychologen so konzipiert, dass sie ständig Aufmerksamkeit bekommen, und das gelingt leider sehr gut. Aber du kannst lernen, dich davon nicht komplett steuern zu lassen. Baue bewusste Handyauszeiten in deinen Alltag ein. Ändere die Einstellungen so, dass du nicht die ganze Zeit und von jeder App Push-Nachrichten bekommst. Auch die Farbgebung hat einen maßgeblichen Einfluss darauf. Farben runter und mehr Zeit für ein buntes Leben – abseits vom Handy.

TIPP NR. 3. FÜHRT EHRLICHE GESPRÄCHE IN DER FAMILIE AUF AUGENHÖHE (FÜR ELTERN & JUGENDLICHE)!

Jugendliche spüren, wenn man sie nicht ernst nimmt. Fangt Gespräche an, das ist so wichtig. Und zwar nicht nur über Regeln, sondern auch über Gedanken, Gefühle, Werte. Redet über das, was einen stresst, was Hoffnung macht, was nervt. Je echter der Dialog, desto stärker der Zusammenhalt. Wir nehmen uns z. B. nach dem Essen bewusst die Zeit, um zu reden, zu lachen, zu schimpfen. Das fördert bei uns massiv den Zusammenhalt: selbstbestimmt und nicht fremdbestimmt.

TIPP NR. 4. GESTALTET EUREN ALLTAG AKTIV (FÜR DIE GANZE FAMILIE)!

Alles wird heute einfacher: Essen bestellen, Türen öffnen, Rolltreppe statt Treppe. Aber Bequemlichkeit hat ihren Preis.

Unser Körper und unsere Psyche brauchen Aktivität, zum einen für eine gesunde Entwicklung, aber auch für ein gesundes Altern. Geht in der Familie gemeinsam den Weg zurück in einen bewegten Alltag. Durch Spazierengehen, gemeinsames Kochen, Fahrrad statt Auto, Gartenarbeit, Bewegung in die eigenen vier Wände bringen. Es zählt nicht die Menge, sondern jede einzelne Aktivität, auch wenn sie am Anfang noch so klein ist. Geht man den Weg, wird es automatisch mehr. Und das Schöne ist: Es wird in Zukunft von allein geschehen.

TIPP NR. 5. SETZ DEIN EIGENES ZEICHEN FÜR DIE UMWELT – UND BLEIB DRAN (FÜR DIE GANZE FAMILIE)!

Du musst nicht gleich die Welt retten. Aber du solltest die Gewissheit haben, dass du es kannst. Starte damit, deine eigene Welt, also dein Umfeld zu verändern. Darauf hast du maximalen Einfluss. Nur als Beispiel: weniger Konsum, mehr Natur, andere zum Mitmachen motivieren – die Liste an Möglichkeiten ist lange. Du bist nicht zu jung, um zu starten! Die Welt braucht deine Sicht. Und wenn du mit einem kleinen Projekt beginnst – bleib dran. Wenn ich in den Bergen unterwegs bin, habe ich mir angewöhnt, immer eine selbstgemachte Brotzeit dabeizuhaben, die ich mit meinen Kindern zubereite. Das fördert den Zusammenhalt, schmeckt gut und schont die Umwelt. Meine Mama hatte immer ein „Mistsackerl" dabei und hat auf jeder Tour auch etwas Müll von anderen mitgenommen. Die Wirkung kommt manchmal erst später. Aber sie kommt.

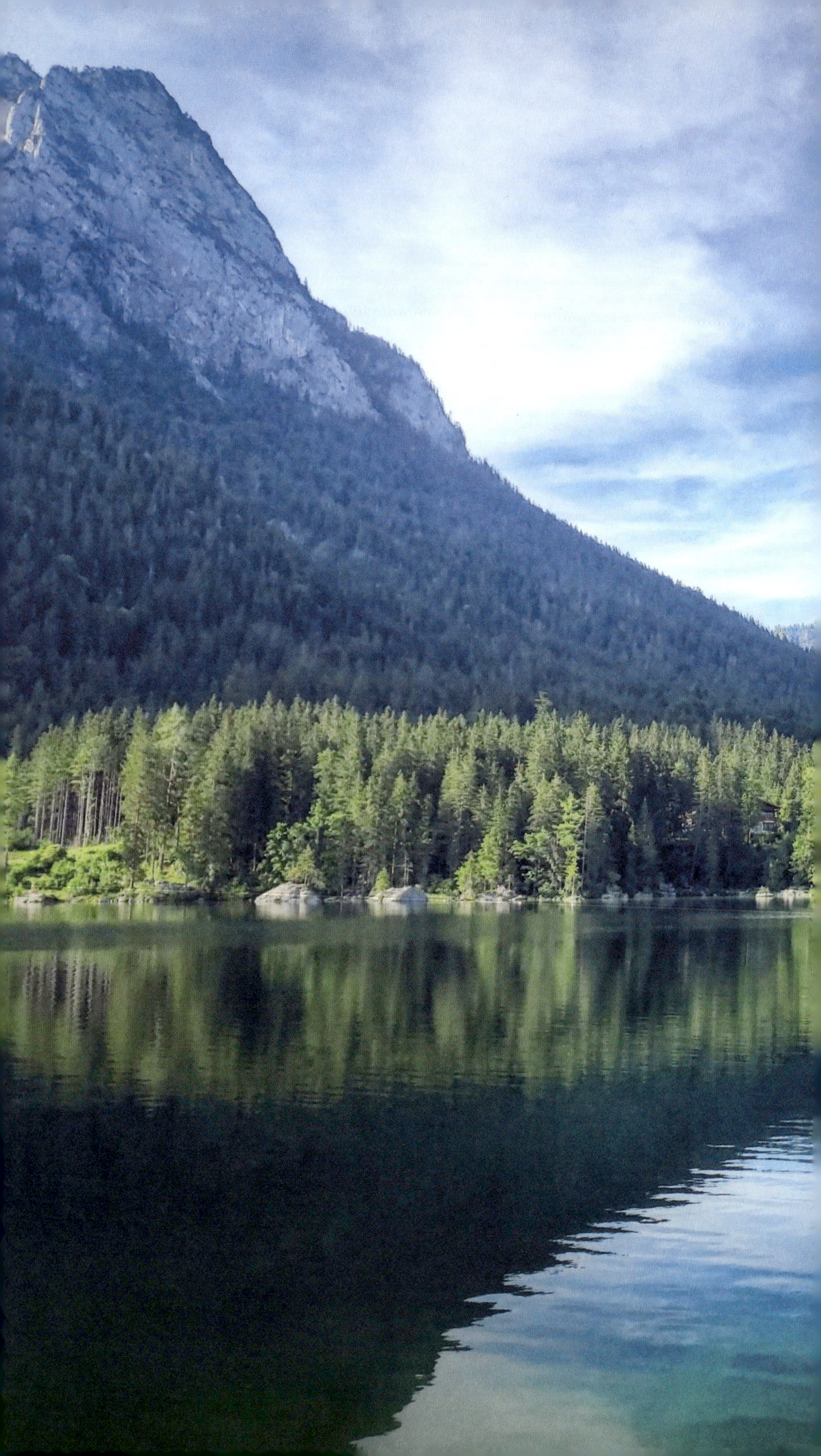

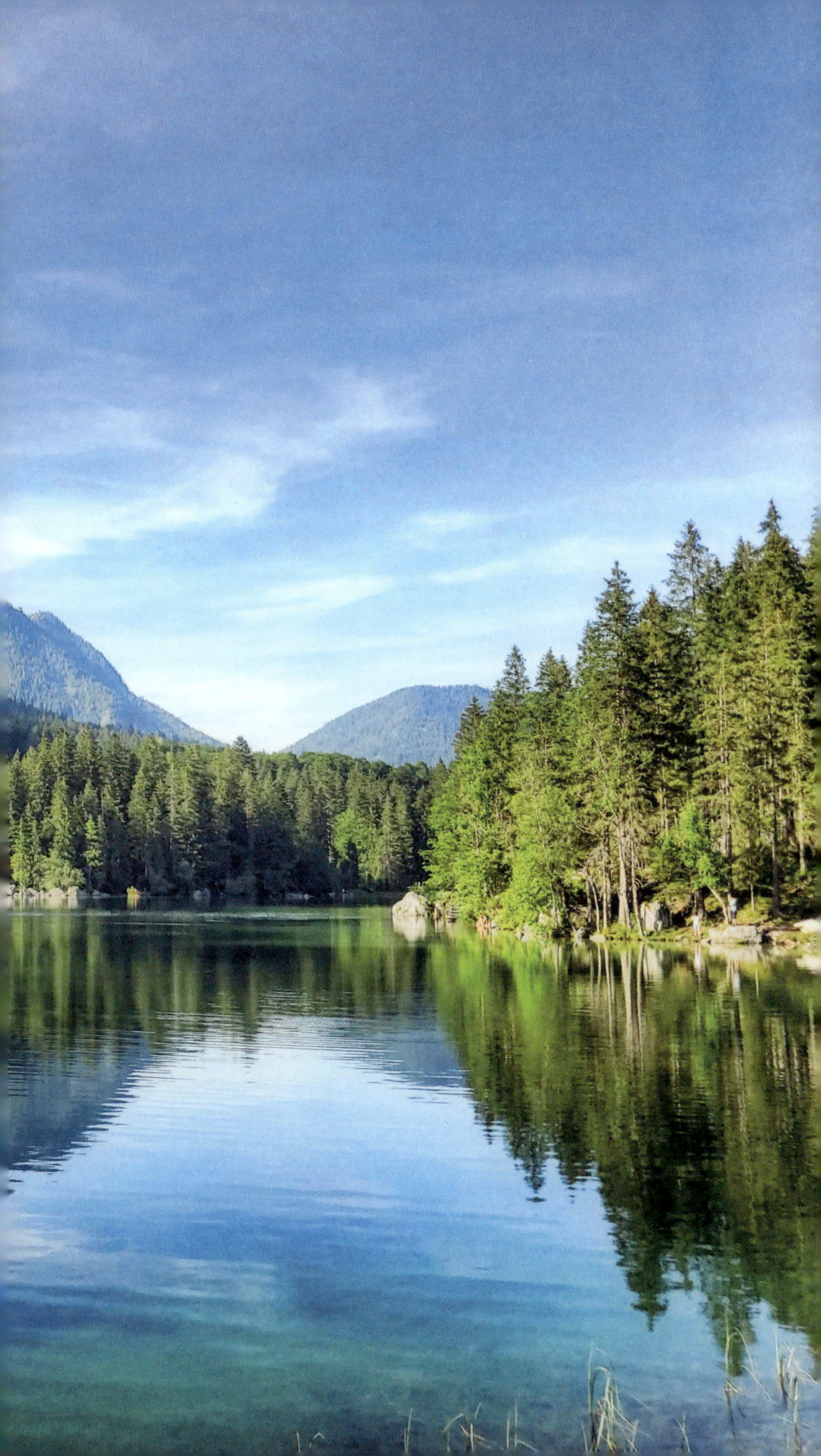

Unsere Experten

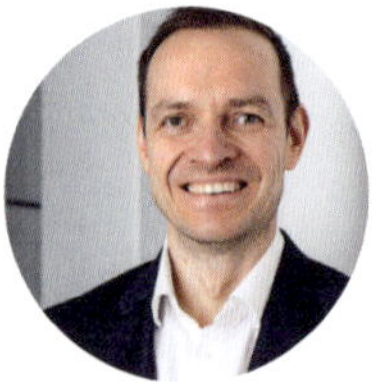

PROF. DR. CHRISTIAN ANDRÄ ist Sport- und Erziehungswissenschaftler an der Fachhochschule für Sport und Management Potsdam. Er ist außerdem Leiter der Forschungsgruppe „Bewegte Schule“ an der Universität Leipzig. Seine Forschungsschwerpunkte sind u. a. die körperliche Aktivität und ihr Einfluss auf die kognitive Leistungsfähigkeit sowie die Gestaltung moderner Lernformate. Er entwickelt außerdem leidenschaftlich kreative Bewegungsspielideen.

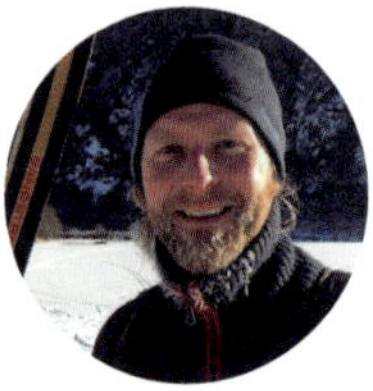

ULRICH DETTWEILER ist Professor für Pädagogik am Norwegischen Zentrum für Lernraumforschung an der Universität Stavanger und leitet dort ein neurowissenschaftliches Forschungslabor. Bevor er nach seinem Studium wieder in die Wissenschaft zurückkehrte, arbeitete er als Studienleiter an der Evangelischen Akademie in Tutzing und war Ausbildungs- sowie Sicherheitschef bei Outward Bound Deutschland. Uli ist seit Kindesbeinen an gerne in den Bergen unterwegs und war vor seinem Umzug nach Norwegen 15 Jahre lang bei der Bergwacht Oberland aktiv. Als Fachleiter der Lawinenrettungsgruppe ist er auch in seiner neuen Heimat dem Bergrettungsdienst treu geblieben und täglich mit seinem Hund im Fjell unterwegs.

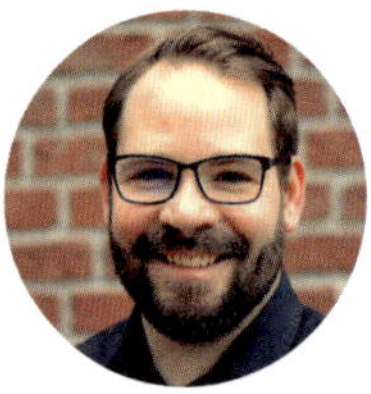

PROF. DR. SVEN LINDBERG, geb. 1979 in Herten, ist Professor für Klinische Entwicklungspsychologie an der Universität Paderborn. Er ist Gründungsbotschafter der Fakultät für Kulturwissenschaften für das Exzellenz Start-up Center Ostwestfalen-Lippe (ESC. OWL), in dessen Rahmen er den Transfer wissenschaftlicher Forschung in die Praxis unterstützt. Seit 2022 ist er im Beirat des In Safe Hands e. V. – Potenziale entfalten und Vielfalt leben. Seine Forschungsschwerpunkte liegen in den Bereichen Lernentwicklung, Entwicklungsstörungen sowie Digitalisierung und Transformation in der Bildung. Aktuelle Arbeiten fokussieren die Prävention und Intervention bei Lernstörungen sowie die psychologischen Auswirkungen der Digitalisierung auf Lern-, Aufmerksamkeits- und Entwicklungsprozesse im Kindes- und Jugendalter.

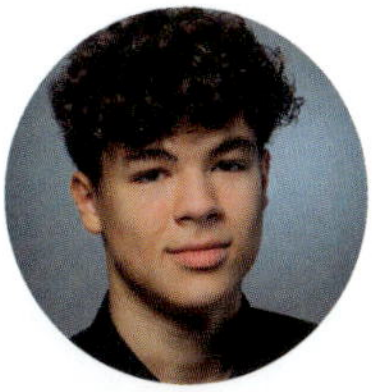

LEONARDO MASSIMO, geb. 2008, absolvierte von 2014 bis 2018 die Grundschule und ist seit 2018 Schüler an einem Gymnasium, wo er voraussichtlich 2027 das Abitur absolvieren wird. In seiner Freizeit engagiert er sich im Jugendkomitee LupoLeo Award, dessen Vorsitzender er seit Januar 2024 ist. Seit 2014 besucht er die Musicalschule „Onstage – school of musical" in Braunschweig. Außerdem interessiert er sich für seltene Naturfundstücke.

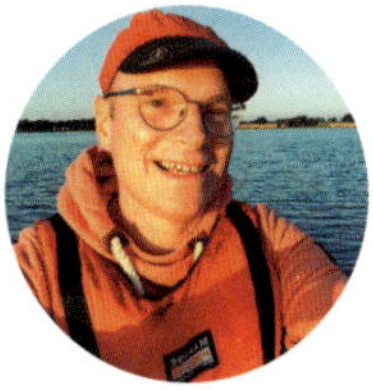

CHRISTOF WETTACH, geb. 1967 in Freiburg im Breisgau, lebt und arbeitet als niedergelassener Kinder- und Jugendarzt in Lahr im Schwarzwald. Seit 2022 ist er Mitglied der AG Pädiatrie von KLUG (Deutsche Allianz Klimawandel und Gesundheit e. V.) und dort Mitautor des Positionspapieres „Kinder vor den Folgen der Klimakrise schützen". Seit August 2024 ist er Sprecher des Ausschusses Kindergesundheit und Klimawandel des Berufsverbandes der Kinder- und Jugendärzt*innen BVKJ e. V. und auch Mitglied im Bündnis für Kinder- und Jugendgesundheit e. V.

GESUNDE ERDE.
GESUNDE KINDER.

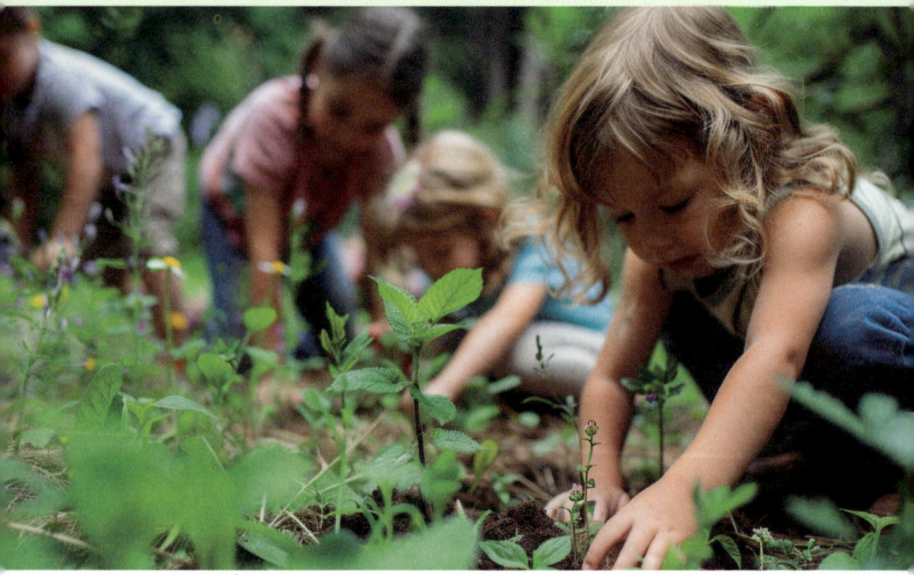

Gesunde Erde. Gesunde Kinder. ist die erste Initiative im deutschsprachigen Raum, die speziell die Zusammenhänge von Kindergesundheit, Klimawandel und Umweltschutz fokussiert.

Durch konkrete Maßnahmen und verständliche Informationen über die Zusammenhänge zwischen Gesundheit und Klima stärken wir das Bewusstsein bei jungen Menschen und ihren Bezugspersonen. So motivieren wir sie, sich aktiv für ihre eigene Gesundheit und die des Planeten einzusetzen.

Werden Sie kostenfrei und ohne weitere Verpflichtungen Supporter von *Gesunde Erde. Gesunde Kinder.*

Gesunde Kinder gibt es nur auf einer gesunden Erde.

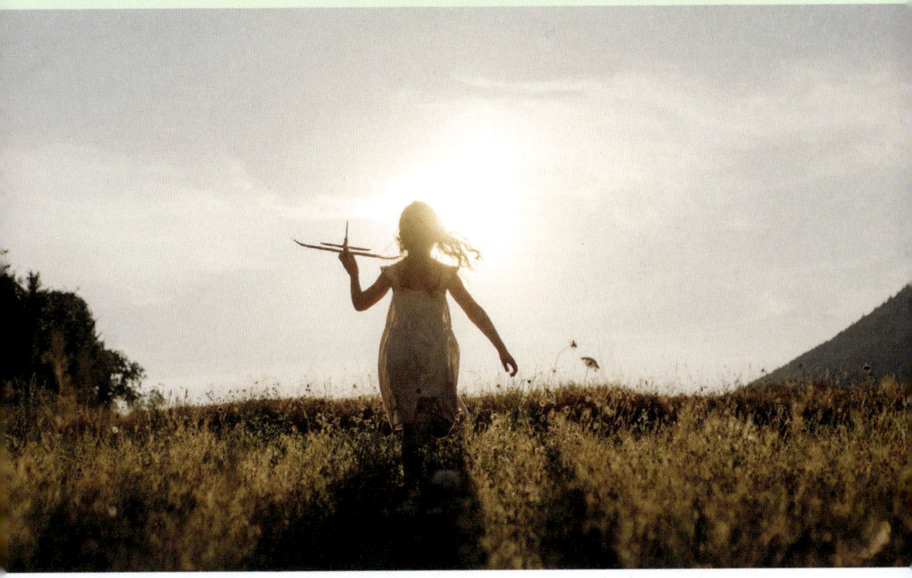

Machen Sie mit für eine gesunde Erde – für unsere Kinder!

Der Klimawandel gefährdet die Gesundheit unserer Kinder. Wir von *Gesunde Erde. Gesunde Kinder.* setzen uns dafür ein, dass klimabedingte Gesundheitsprobleme bei Kindern und Jugendlichen verringert werden. **Ihr Support ist mehr als ein Klick** – er ist ein kraftvolles Zeichen und eine direkte Hilfe für unsere Arbeit.

Bildnachweis

S. 8/9: © Peter Neusser

S. 14/15: © CAHKT / GettyImages

S. 16: © Christian Maislinger

S. 40: © privat

S. 52/53: © shaunl / GettyImages

S. 67: © privat

S. 82: © tomch / GettyImages

S. 107: © privat

S. 118: © Fly View Productions / GettyImages

S. 145: © privat

S. 156: © Sabine Brauer

S. 170: © privat

S. 182/183: © alxpin / GettyImages

S. 184/185: © privat

S. 190/191: © MarkHatfield / GettyImages

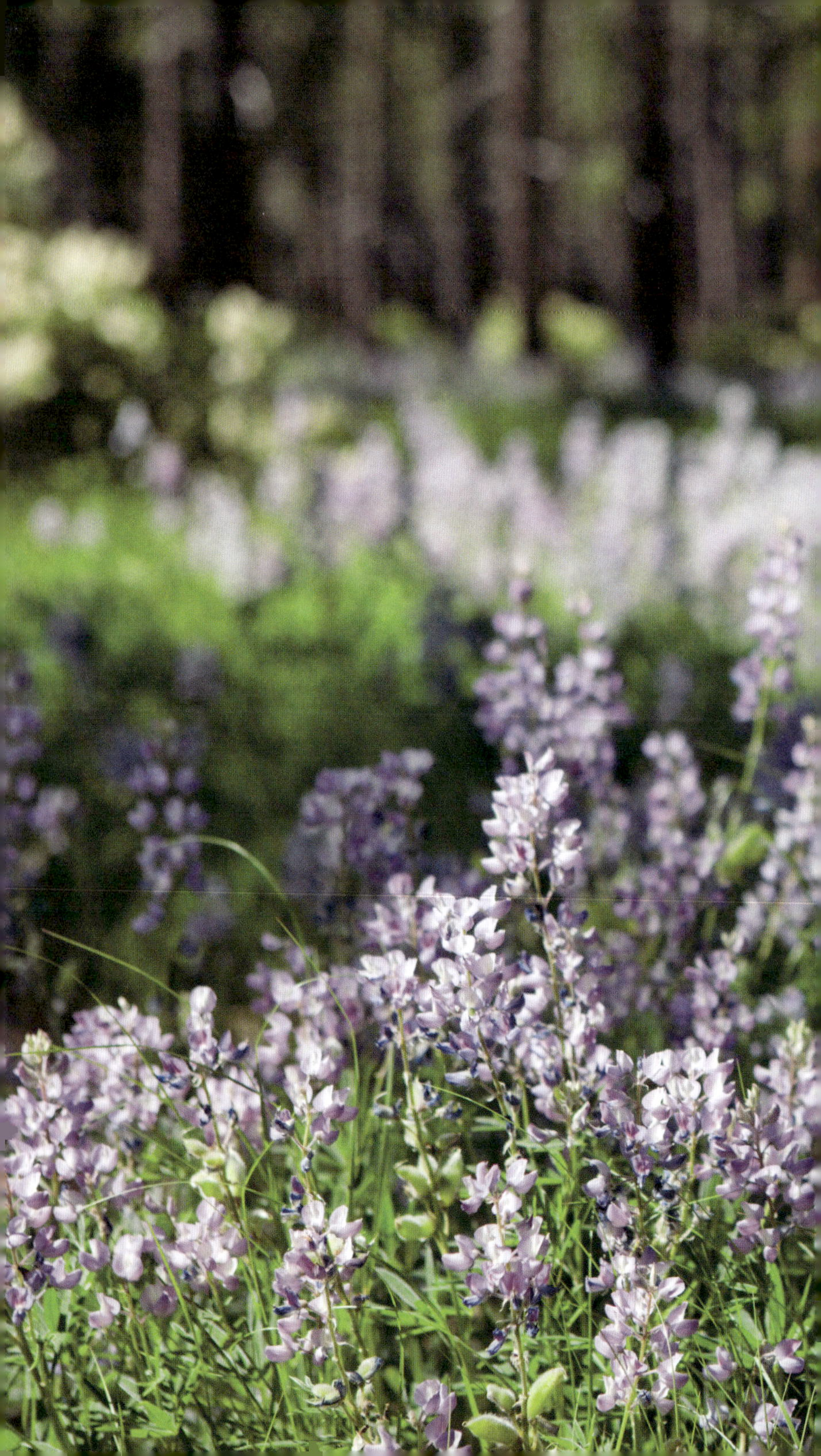

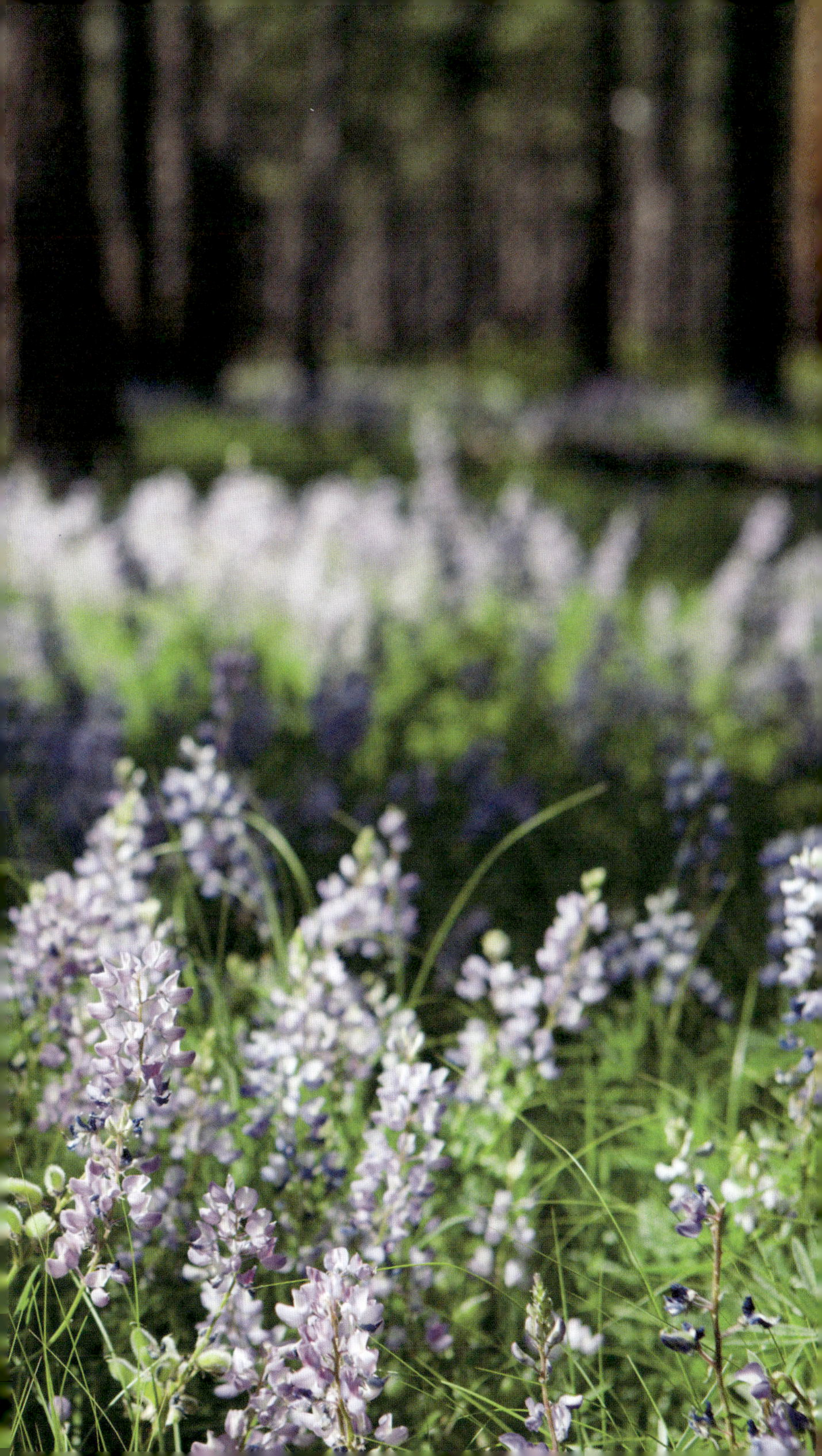